卫生部"十二五"规划教材
全国高等医药教材建设研究会"十二五"规划教材
全国高职高专教材　供五年一贯制护理学专业用

护理学导论

第2版

主　　编　王瑞敏
副主编　侯玉华
编　　者（以姓氏笔画为序）
王　倩（重庆市第三人民医院）
王瑞敏（重庆医药高等专科学校）
尹　兵（大连医科大学）
孙　伟（黑龙江护理高等专科学校）
杨　敏（重庆医药高等专科学校）
张　宏（大庆医学高等专科学校）
陈历健（重庆医药高等专科学校）
侯玉华（山东省济南卫生学校）
黄丽君（安徽医学高等专科学校）
詹文娴（湖北襄樊职业技术学院）

人民卫生出版社

图书在版编目（CIP）数据

护理学导论/王瑞敏主编. —2 版. —北京：人民卫生出版社，2011.7

ISBN 978-7-117-14491-9

Ⅰ. ①护… Ⅱ. ①王… Ⅲ. ①护理学－医学院校－教材 Ⅳ. ①R47

中国版本图书馆 CIP 数据核字（2011）第 105807 号

护理学导论

第 2 版

主　　编：王瑞敏
出版发行：人民卫生出版社（中继线 010-59780011）
地　　址：北京市朝阳区潘家园南里 19 号
邮　　编：100021
E - mail：pmph @ pmph. com
购书热线：010-59787592　010-59787584　010-65264830
印　　刷：三河市潮河印业有限公司
经　　销：新华书店
开　　本：787×1092　1/16　**印张：**11
字　　数：275 千字
版　　次：2004 年 6 月第 1 版　2023 年 5 月第 2 版第 29 次印刷
标准书号：ISBN 978-7-117-14491-9/R・14492
定　　价（含光盘）：18.00 元
打击盗版举报电话：010-59787491　E-mail：WQ @ pmph. com
（凡属印装质量问题请与本社市场营销中心联系退换）

第二轮全国高职高专五年一贯制护理学专业卫生部规划教材

修订说明

第一轮全国高职高专五年一贯制护理学专业卫生部规划教材是由全国护理学教材评审委员会和卫生部教材办公室2004年规划并组织编写的，在我国高职高专五年一贯制护理学专业教育的起步阶段起到了非常积极的作用，很好地促进了该层次护理学专业教育和教材建设的发展和规范化。

全国高等医药教材建设研究会、全国卫生职业教育护理学专业教材评审委员会在对我国高职高专护理学专业教育现状（专业种类、课程设置、教学要求）和第一轮教材使用意见调查的基础上，按照《教育部关于加强高职高专教育人才培养工作的意见》等相关文件的精神，组织了第二轮教材的修订工作。

本轮修订的基本原则为：①体现"三基五性"的教材编写基本原则：基本理论和基本知识以"必须、够用"为度，可适当扩展，强调基本技能的培养。在保证教材思想性和科学性的基础上，特别强调教材的适用性与先进性。同时，教材融传授知识、培养能力、提高素质为一体，重视培养学生的创新能力、获取信息的能力、终身学习的能力，突出教材的启发性。②符合和满足高职高专教育的培养目标和技能要求：本套教材以高职高专护理学专业培养目标为导向，以护士执业技能的培养为根本，力求达到学生通过学习本套教材具有基础理论知识适度、技术应用能力强、知识面较宽、综合素质良好等特点。③注意与本科教育和中等职业教育的区别。④注意体现护理学专业的特色：本套教材的编写体现对"人"的整体护理观，使用护理程序的工作方法，并加强对学生人文素质的培养。⑤注意修订与新编的区别：本轮修订是在上版教材的基础上进行的修改、完善，力求做到去粗存精，更新知识，保证教材的生命力和教学活动的良好延续。⑥注意全套教材的整体优化：本套教材注重不同教材内容的联系与衔接，避免遗漏和不必要的重复。⑦注意在达到整体要求的基础上凸显课程个性：全套教材有明确的整体要求。如每本教材均有实践指导、教学大纲、中英文名词对照索引、参考文献；每章设置学习目标、思考题、知识链接等内容，以帮助读者更好地使用本套教材。在此基础上，强调凸显各教材的特色，如技能型课程突出技能培训，人文课程增加知识拓展，专业课程增加案例导入或分析等。⑧注意包容性：本套教材供全国不同地区、不同层次的学校使用，因此教材的内容选择力求兼顾全国多数使用者的需求。

全套教材共29种，配套教材15种，配套光盘12种，于2011年9月前由人民卫生出版社出版，供全国高职高专五年一贯制护理学专业师生使用，也可供其他学制使用。

第二轮教材目录

序号	教材名称	配套教材	配套光盘	主编	指导评委
1	人体结构学	√	√	杨壮来　牟兆新	赵汉英
2	病理学与病理生理学	√	√	陈命家	姜渭强
3	生物化学			赵汉芬	黄　刚
4	生理学			潘丽萍	陈命家
5	病原生物与免疫学	√		许正敏	金中杰
6	护理药理学	√	√	徐　红	姚　宏
7	护理学导论	√	√	王瑞敏	杨　红
8	基础护理技术	√	√	李晓松	刘登蕉
9	健康评估	√		薛宏伟	李晓松
10	护理伦理学			曹志平	秦敬民
11	护理心理学		√	蒋继国	李乐之
12	护理管理与科研基础	√		殷　翠	姜丽萍
13	营养与膳食			林　杰	路喜存
14	人际沟通			王　斌	李　莘
15	护理礼仪		√	刘桂瑛	程瑞峰
16	内科护理学	√	√	马秀芬　张　展	云　琳
17	外科护理学	√	√	党世民	熊云新
18	妇产科护理学	√	√	程瑞峰	夏海鸥
19	儿科护理学	√		黄力毅　张玉兰	梅国建
20	社区护理学			周亚林	高三度
21	中医护理学	√		陈文松	杨　军
22	老年护理学	√		罗悦性	尚少梅
23	康复护理学			潘　敏	尚少梅
24	精神科护理学		√	周意丹	李乐之
25	眼耳鼻咽喉口腔科护理学			李　敏	姜丽萍
26	急危重症护理学	√		谭　进	党世民
27	社会学基础			关振华	路喜存
28	护理美学基础		√	朱　红	高贤波
29	卫生法律法规			李建光	王　瑾

第一届全国卫生职业教育护理学专业教材

评审委员会名单

顾　　　问：郭燕红　卫生部医政司
　　　　　　李秀华　中华护理学会
　　　　　　尤黎明　中山大学护理学院
　　　　　　姜安丽　第二军医大学
　　　　　　涂明华　九江学院
主 任 委 员：熊云新　柳州医学高等专科学校
副主任委员：金中杰　甘肃省卫生厅
　　　　　　夏海鸥　复旦大学护理学院
委　　　员：（按姓名汉语拼音首字母排序）
　　　　　　陈命家　安徽医学高等专科学校
　　　　　　程瑞峰　江西护理职业技术学院
　　　　　　党世民　西安交通大学附设卫生学校
　　　　　　高三度　无锡卫生高等职业技术学校
　　　　　　高贤波　哈尔滨市卫生学校
　　　　　　黄　刚　甘肃省卫生学校
　　　　　　姜丽萍　温州医学院护理学院
　　　　　　姜渭强　苏州卫生职业技术学院
　　　　　　李春艳　北京朝阳医院
　　　　　　李乐之　中南大学湘雅二医院
　　　　　　李晓松　黑龙江护理高等专科学校
　　　　　　李　莘　广东省卫生职业教育协会
　　　　　　刘登蕉　福建卫生职业技术学院
　　　　　　路喜存　承德护理职业学院
　　　　　　梅国建　平顶山学院
　　　　　　秦敬民　山东医学高等专科学校

尚少梅　北京大学护理学院
王　瑾　天津医学高等专科学校
杨　红　重庆医药高等专科学校
杨　军　江汉大学卫生技术学院
姚　宏　本溪卫生学校
云　琳　河南职工医学院
赵汉英　云南医学高等专科学校

秘　　书：皮雪花　人民卫生出版社

第2版前言

《护理学导论》是在全国高等医药教材建设研究会的指导下，由人民卫生出版社组织编写的高职高专五年一贯制护理专业“十二五”规划教材之一。

本教材经修订后，与上一轮教材比较具有以下特点：

定位准：紧扣培养目标定位编写，即以服务为宗旨、以就业为导向、以岗位需求为标准。教材内容的深度和广度真正体现了引而不发，宽而不深，浅显易懂，理论知识强调“必需、够用”，符合五年一贯制高等职业技术教育生源的特点和就业的需求。

内容新：根据“宽口径、重实用”的思路优化课程结构，精选教学内容。在上一轮教材的基础上，保持课程体系和内容的连贯性，对有关章节进行了调整与删减，如增加了护士素质与行为规范、评判性思维与临床护理决策、护理安全与职业防护，删减了多元文化与护理。力求使学生专业素质的内涵得到拓宽；教学内容实际、实用，紧密联系工作岗位实际需要和执业资格考试的要求。

结构新：将教材每章分4大模块进行编写，即学习目标、案例、正文（包括知识链接）、综合测试题。

体裁新：为了提高教材的助学和助教性，本轮教材配套了电子教案，可供教师教学参考，并配套学习指导，可供学生自测，以评价学习效果。

新版的《护理学导论》共分9章。内容包括绪论、护士素质与行为规范、卫生服务体系、护理学的基本概念、护理的支持性理论、护理理论与模式、评判性思维与临床护理决策、护理程序、护理安全与职业防护。全书内容广泛，循序渐进，符合学生的知识发展水平和教学规律，适用于3年制高专和5年制高职的护理、涉外护理、助产专业的学生使用，也可供其他专业的学生及临床护理人员参考。

本教材在编写过程中，得到了参编院校及医院领导、同仁的大力支持和协助，各编者参考了有关的教材、专著和资料，也承蒙重庆医药高等专科学校杨红教授的热情指导和帮助，在此谨致诚挚的感谢。

限于编者的专业能力和学识水平，加之时间有限，书中如有错误和疏漏之处，恳请使用本教材的师生、读者和护理同仁惠予指正。

王瑞敏

2011年4月

第1版前言

本教材是在卫生部教材办公室直接领导下组织编写的，可供护理专业五年一贯制高职教学使用。

《护理学导论》在护理学专业教学中占有十分重要的地位，是学生学习护理专业的入门课程。本教材编写的指导思想在于全面提高学生的综合职业素质，加强护理理论知识，培养学生的创新能力，学会用科学的思维方法分析问题和解决问题；同时旨在推动护理教学的改革，促进护理学科的发展。

全书共分九章，内容包括护理学发展史、护理学的基本概念、护理学理论、护理程序、健康教育等。为适应护理学和社会发展的需要，增加了“多元文化与护理”、“评判性思维”等章节。全书紧紧围绕五年一贯制高职护理专业的培养目标，注重“高职”特色，内容涵盖面广，注重基础，又突出重点，力求反映护理理念、护理研究及护理临床的最新成果，体现“以人为中心”的护理理念及护理学科多元化融合的特点。

本教材在编写过程中，承蒙湖北省卫生学校、同济大学附属东方医院、三峡大学护理学院等有关领导的大力支持与关心鼓励，在此谨表示诚挚的感谢。

限于编者的能力和水平，书中难免存在错误和疏漏之处，恳请使用本教材的师生、读者和护理界同仁惠予指正。

编　者

2004年3月

目 录

第一章　绪　　论

学习目标

知识目标：

1. 了解古代护理的孕育；我国护理学发展概况及未来发展趋势、护理学的任务及护理工作的方式。

2. 熟悉近代护理学的诞生；护理学的范畴。

3. 掌握南丁格尔对近代护理学的贡献；现代护理学的发展。

素质目标：

1. 明确护理工作在医疗卫生事业中的地位和作用，激发学生学习动机。

2. 以南丁格尔为榜样，热爱护理专业，增强为人民健康服务的事业心和责任感。

两位护理专业学生的对话：

甲：你是自己选的护理专业吗？

乙：不是。

甲：是谁帮你选的呢？

乙：父母。你呢？

甲：是我自己。

乙：我听说护士就是打针、发药、伺候病人，是这样吗？

甲：我也不太清楚，但听说护士是白衣天使，将来可以在医院工作，所以就选了这个专业。

乙：那我们都不太清楚，到时候听老师怎么说吧！

问题：

1. 什么是护理学？护理专业的创始人是谁？她对护理学有哪些贡献？

2. 现代护理学的发展经历了哪些阶段？

3. 我国现代护理的发展过程与现状以及未来的发展趋势是什么？

4. 护理学的任务是什么？护理工作的范畴包括哪些？

护理学（nursing science）是研究促进、维护、恢复人类健康的护理理论、护理知识、护理技能及其发展规律的综合性应用科学。是在人类祖先自我防护本能的基础上，通过长期的抗病害斗争和劳动实践而逐渐发展起来的。百余年来，护理学经历了从简单的清洁卫生护理到以疾病为中心的护理，再到以病人为中心的整体护理，直至以人的健康为中心的护理的发展历程。通过不断的实践和理论研究，逐渐形成了特有的理论和实践体系，成为医学科学中一门独立学科。在卫生保健事业中，与临床医学、预防医学起着同等重要的作用。

第一节 护理学的发展史

护理的历史源远流长，护理学的形成及发展与人类的文明、科学的进步及健康密切相关。学习护理学的发展历史，有助于提高对护理学本质的认识和理解，明确护理工作的目标，更好地满足社会对护理服务的需求，增进人们的健康水平。

一、古代护理的孕育

（一）人类早期的护理

自有人类，就有人的生老病死，也就有了原始的医护照顾，其照顾方式根据当时人们对形成疾病和伤害的原因以及他们对生命的认识而有所不同。

在原始社会，人类居住在山林和洞穴中，靠采集和渔猎生活，条件十分恶劣。为谋求生存，在与自然作斗争的过程中，积累了丰富的生产和生活经验，逐渐形成了原始的“自我保护式”的医疗照顾。如观察和仿效动物用舌头舔伤口的做法防止伤口恶化；学会用火将食物煮（烤）熟后食用，开始认识到进食熟食可减少胃肠道疾病；将烧热的石块置于患处以减轻疼痛，形成了原始而简单的热疗等。

为了在恶劣的环境中求生存，人类逐渐群居，并按血缘关系组成以家庭为中心的母系氏族公社。进入母系社会，妇女担负起照顾家庭中伤病者的责任，形成了原始社会的“家庭式”护理。如陪伴照顾老、幼、弱、残，给分娩者接生，并采用一些原始的治疗护理方法，如伤口包扎、止血、热敷、按摩、饮食调理等。

人类早期护理的另一个特点是受宗教影响至深。由于当时人类对疾病还没有正确的认识，常把疾病看成是灾难，是一种由鬼神所致的超自然力量，因而出现了巫师，使医护照顾长期与宗教和迷信活动联系在一起，形成了早期的“宗教护理”。如用祷告、念咒、画符、捶打、冷热水浇浸等驱魔方法驱除病痛的折磨。但也有人在施巫术及祈求神灵的同时，应用草药或砭石等一些治疗手段治疗疾病，于是，迷信、宗教和医药混合在一起，医巫不分。后来，在征服伤病的过程中，经过长期的实践和思考，一些人摒弃了祈祷和巫术，而采用原始的医术，使医巫逐渐分开。在一些文明古国，如中国、印度、希腊、埃及、罗马开始运用止血、包扎、伤口缝合、催眠术等方法处理伤痛和疾病，并有了关于疾病预防、公共卫生、内外科疾病治疗等医护活动的记载。

公元初年（公元1—500年），基督教兴起，开始了教会一千多年对医护的影响。教徒们建立了许多医院、救济院、孤儿院、老人院等慈善机构。一些妇女，参与对老、弱、病、残者的护理，她们虽未受过专门训练，但工作认真，服务热忱，有献身精神，受到社会的赞誉和欢迎，因此，此期可以看成是以宗教意识为主要思想的护理最初阶段。

综上所述，人类早期护理主要经历了自我护理时期、家庭护理时期及宗教护理时期。

（二）中世纪的护理

中世纪（476—1640）护理的发展受到宗教和战争两个方面的影响。

宗教：中世纪的欧洲，由于政治、经济、宗教的发展，各国先后建立了数以百计的大小医院，作为特定的慈善机构为孤儿、寡妇、老人、病者和穷人提供照顾。到中世纪末，形成了医院护理。但医院大多数受教会的控制，担任护理工作的还有一些自愿为贫病者服务的妇女，她们以丰富的经验和良好的道德品质提供护理，使护士的威信得以建立，推动了护理事业的发展。

战争：12—13世纪为争夺耶路撒冷，进行了长达200年的宗教战争。由于连年战乱，伤病员大量增加，且伤寒、麻风、疟疾等传染病大肆流行。加之当时的医院设备简陋、床位不足，管理混乱，护理人员不足且没有受过专业训练，病人死亡率很高。此外，受宗教的束缚和影响，有些医院在神职人员的控制下，并不真正致力于提高医疗护理水平。因此，当时的护理工作多限于简单的生活照料。

（三）文艺复兴时期的护理

公元1400—1600年，意大利兴起文艺复兴运动，促进了欧洲各国文学、艺术、科学包括医学等领域的发展，出现了一批医学科学家。如1543年比利时医生维萨留斯（Vasalius）写出了第一部人体解剖学书，1628年英国医生威廉·哈维（William Harvey）发现了血液循环的原理。从此，近代医学开始朝着科学的方向发展。

但此时护理的发展却与医学的进步极不相称，护理工作停滞不前长达200年之久。

二、近代护理学的诞生

（一）南丁格尔与近代护理

19世纪初，随着整个科学的发展，医学科学有了很大的进步，如消毒灭菌、无菌技术操作等应用于临床，因而对从事护理工作的人要求越来越高，需要经过专门的训练，掌握一定的医学知识和专门技术才能胜任，于是开始出现一些训练护士的教育机构，1836年德国牧师西奥多·弗里德尔（Fliendner）在德国凯撒斯韦特（Kaiserswerth）建立了世界上第一个较为正规的护士训练班，佛罗伦斯·南丁格尔（Florence Nightingale）（图1-1）1850年曾在此接受训练。此后，欧洲相继开设了许多护士训练班，使护理工作的质量及地位有所提高。但近代护理学的发展主要是从南丁格尔时期开始的。

19世纪中叶，南丁格尔首创了科学的护理专业，使护理学逐步走上了科学的发展轨道，这是护理学发展的一个重要转折点，也是护理专业化的开始。

1854～1856年，英、法等国与俄国爆发了克里米亚战争。当时英国的战地医院管理不善，战地救护条件十分恶劣，加之没有护士护理伤病员，负伤英军的死亡率竟高达42%，这个消息引起了英国朝野的极大震惊和英国民众的强烈不满。南丁格尔获悉后立即申请参加战地救护工作。由于南丁格尔和护士们艰苦卓绝的工作，在短短的半年时间内使伤病员的死亡率由42%降至2.2%。她们的成效和功绩受到人们的普遍赞扬，也改变了人们对护理的看法，护理工作从此受到社会的重视。

（二）南丁格尔对护理学的主要贡献

南丁格尔一生致力于开创护理事业，功绩卓著，被誉为近代护理学的创始人。她将毕生奉献给护理事业，成为世界各国护士的楷模。她对护理学的主要贡献可概括如下：

1. 创建了世界上第一所护士学校 克里米亚战场的护理实践，使南丁格尔更加深信护理是科学事业，只有经过严格训练的人，才能胜任护理工作。1860年，南丁格尔在英国伦敦的圣托马斯医院创办了世界上第一所正规的护士学校，为现代护理教育奠定了基础。从1860年到1890年，学校共培养了1005名学生，她们遍布欧美各国，传播、弘扬南丁格尔精神，推行护理改革，创建护士学校，使受过专门训练、具有专门知识的护士队伍不断壮大，护理事业出现了崭新的局面，国际上称这个时期为“南丁格尔时代”。

2. 撰写著作指导护理工作 南丁格尔一生撰写了大量的笔记、报告和论著。其中《影响英军健康、效率与医院管理问题摘要》的报告被认为是当时医院管理最有价值的文献。1858年至1859年分别撰写了《医院札记》和《护理札记》，曾作为当时护士学校的教科书而广泛应用。在《医院札记》中，她阐述了自己对改革医院管理及建筑方面的构思、意见及建议。而《护理札记》被认为是护士必读的经典著作，曾被译成多种文字，书中她阐明了自己的护理思想及对护理的建议，如指出了环境、个人卫生、饮食对服务对象的影响。她的著作对今天的护理实践仍具有指导意义。

3. 开创了科学的护理专业 南丁格尔对护理事业的贡献，还在于她使护理走向科学的专业化轨道，使护理从医护合一的状态中成功地分离出来。她对护理专业及其理论的精辟论述，形成了护理学知识体系的雏形，奠定了近代护理理论基础，推动护理学向科学的专业化方向发展。

4. 创立了整套护理制度 南丁格尔在这套制度中首先提出护理要采用系统化的管理方式，强调在设立医院时必须先确定相应的政策，使护理人员担负起护理病人的责任，并授予护士适当的权利，以充分发挥护士的潜能。在护理组织的设立上，要求每个医院必须设立护理部，强调“护理人员应由护理人员来管理”。此外，南丁格尔还制定了关于医院设备及环境管理方面的要求，提高了护理工作效率及护理质量。

总之，南丁格尔以她渊博的知识、卓识的远见和高尚的品德，投身护理工作，对护理事业作出了巨大的贡献。为了纪念她，在英国伦敦和意大利佛罗伦萨城都铸有她的铜像；1907年英国国王授予她最高国民荣誉勋章，这是英国妇女中第一位受此殊荣者；1912年国际护士会建立了南丁格尔国际护士基金会，设立奖学金以资助各国优秀护士进修学习，并将她的生日5月12日定为国际护士节；同年国际红十字会在华盛顿召开的第9届大会上正式确定设立南丁格尔奖章，作为各国优秀护士的最高荣誉奖，每两年颁发一次。至2009年，已颁发了42次奖章，全世界有1千多名优秀护士获此殊荣，我国从1983年开始参加第29届南丁格尔奖的评选活动，至2009年已有54位护士获此殊荣。

三、现代护理学的发展

自南丁格尔创建护理专业以来，护理学科不断变化和发展，尤其在护理学的知识结构、护理的目的、护理的对象、护理的作用等方面发生了巨大的变化。从护理学的临床实践和理论研究来看，现代护理学的变化和发展可分为3个阶段。

（一）以疾病为中心的护理阶段（1860—20世纪40年代）

这一时期人们对疾病和健康的认识十分局限，认为只有生物学的原因才会引起疾病，疾病是由于细菌或外伤所致的损害和功能异常，有病就是不健康，健康就是没有疾病，从而形成了近代医学发展的最主要的特征——生物医学模式。在此模式的指导下，一切医疗活动都围绕着疾病进行，以消除“病灶”为目的，形成了“以疾病为中心”的医学指导思想。

此阶段护理的特点是：护理是一门专门的职业，护士从业前需经过专业的培训。护理从属于医疗，护士被看作是医生的助手，护理工作的主要内容是执行医嘱和各项护理技术操作，并在实践中形成了一套较为规范的疾病护理常规及护理技术常规。护士在护理工作中忽视疾病发生在整体人身上，只注重治疗局部病症，而不重视对人的全面照顾。护理的中心为治疗及护理住院病人，护士的主要工作场所是医院。该阶段没有形成专门的护理理论及科学体系，因此护理教育类同于医学教育课程，涵盖较少的护理内容。

（二）以病人为中心的护理阶段（20世纪40—70年代）

这一时期随着医学科学的飞速发展，人们对健康和疾病的认识发生了很大的改变，开始重视心理、社会因素对健康与疾病的影响。1948年，世界卫生组织（World Health Organization，WHO）提出了新的健康观，指出健康是一个整体的概念，包括身体、心理和社会等各个方面；1955年，美国护理学者莉迪亚·霍尔（Lydia Hall）提出了"护理程序"，用系统论的观念解释护理工作，使护理有了科学的工作方法；20世纪60年代后相继出现了一些护理理论，提出应重视人是一个整体，由此，在疾病护理的同时开始注意人的整体护理；1977年，美国医学家恩格尔（Engel GL）提出了"生物-心理-社会医学模式"，在这一现代医学模式思想指导下，护理发生了根本性的变革，护理学的历史进入了以病人为中心的发展阶段。

此阶段护理的特点是：强调护理是一个专业，吸收了其他学科的相关理论，逐步形成了护理学的知识体系以作为专业的理论基础。护士与医生的关系为合作伙伴关系，护理工作的内容不再是单纯被动地执行医嘱和护理技术操作，而是应用科学的护理工作方法即护理程序对病人实施整体护理。护士在护理工作中将病人看成一个具有生理和心理需要的整体，而不是只重视病人的生理或病理反应的局部。仍然以住院病人为护理的主要对象，护士的主要工作场所仍然是医院。护理教育建立了以病人为中心的教育模式，课程设置形成了自身的理论知识体系。

（三）以人的健康为中心的护理阶段（20世纪70年代至今）

这一时期由于社会经济的发展和人类健康水平的提高，疾病谱发生了很大变化，过去威胁人类健康的传染病得到有效控制，而与人的行为和生活方式相关的疾病，如心脑血管病、恶性肿瘤、糖尿病、意外伤害等成为威胁人类健康的主要问题。同时，随着人们物质生活水平的提高，人们对健康的需求也日益增强，健康观念由原来的有病才寻求健康服务转变为应主动寻求健康行为。1977年WHO提出"2000年人人享有卫生保健"的战略目标，对护理工作的发展产生巨大的推动作用，使"以人的健康为中心的护理"成为必然。

此阶段护理的特点是，护理学已经发展成为一门为人类健康服务的独立的应用学科。护士不仅是医生的合作伙伴，还扮演了护理计划者、管理者、咨询者、病人的代言人等多元化角色。护理的服务对象为所有年龄段的健康人及病人。护理的工作场所从医院扩展到了家庭、社区及各种机构，并以护理理论指导护理实践。

四、我国护理学发展概况

（一）中国古代护理

中医学历史悠久，早期的医学集医、药、护为一体，医护密不可分，所强调的"三分治，七分养"，就是对医疗与护理的关系所作出的精辟概括，其中的"养"即指护理。在中医学发展史和丰富的医学典籍及历代名医传记中，有许多关于护理技术和理论的记载，有的内容至今仍有指导意义。

远古时代：我们的祖先为了求生存，除了学会渔猎、穴居、用火等谋生手段外，还发现食用某些植物可以减少病痛。另外发现用尖利的石块可以刺破脓肿达到治疗的效果，这些石块被称为“砭石”或“砭针”；同时还发现烤火时，利用其热效应可以减轻疼痛，可视为我国针灸的起源。这些原始的医治活动，孕育着朴素的护理思想。

春秋战国：名医扁鹊总结出“切脉、望色、听声、写形，言病之存在”的经验，记述了护理活动中观察病情的方法和意义，沿用至今。

秦、汉、三国：西汉时成书的著名的《黄帝内经》，是我国现存最早的医学经典著作，该书强调对人的整体观念和预防思想，记载了疾病与饮食调节、精神因素、自然环境和气候变化的关系。东汉名医张仲景发明了猪胆汁灌肠法、人工呼吸和舌下给药法。三国时外科名医华佗在模仿虎、鹿、猿、熊、鸟五种动物动作姿态的基础上，创造出一套“五禽戏”，竭力宣传体育锻炼，增强体质，预防疾病。

唐：唐代杰出医学家孙思邈著有《备急千金要方》和《千金翼方》，他认为一个医生除医术精湛外，还应有高尚的医德。他还改进了前人筒吹导尿法，首创了细葱管导尿法；在《备急千金要方》中，还宣传了隔离思想：“凡衣服、巾、栉、枕、镜不宜与人共之”，至今仍有临床意义。

宋、元：宋朝名医陈自明所著的《妇女大全良方》中，提供了许多有关孕妇产前、产后护理的知识。有关口腔护理的重要性和方法在当时也有记载，如“早漱口，不若将卧而漱，去齿间所积，牙亦坚固”等。此外，《本草衍义》中已认识到盐与水肿的关系。

明、清：明代发明了“人痘”接种的方法预防天花的流行，这比牛痘的发明早几百年。著名医药学家李时珍所著的《本草纲目》，被译为多种文字，是我国及世界医药界的重要参考资料。明清时期，医学家提倡用燃烧艾叶、喷洒雄黄酒等方法消毒空气和环境；胡正心医生还提出用蒸汽消毒法对传染病人的衣物进行处理。

中医学是中国几千年历史文化的灿烂瑰宝，孕育其中的中医护理虽然没有得到独立发展的机会，但却为我国护理学的产生与发展奠定了丰富的理论和技术基础。

（二）中国近代护理

我国近代护理事业的兴起是在1840年鸦片战争前后。

1835年，英国传教士巴克尔（Parker P）在广州开设了第一所西医医院，两年以后即以短训班的方式培训护理人员。

1884年，美国妇女联合会派到中国的第一位护士麦克奇尼（Mckechnie E）在上海妇孺医院推行“南丁格尔”护理制度，并于1887年在上海开办了护士训练班。

1888年，美国的约翰逊（Johnson E）女士在福建省福州医院开办了我国第一所护士学校。

1890年之后，外国传教士、医生、护士陆续来到中国，纷纷以教会的名义在各大城市开办医院，并就地办学校或训练班培养护士。因此，我国近代护理学在很大程度上受西方护理的影响，当时的护理概念、医院管理模式、护理操作规程、教材内容等均带有浓厚的西方色彩，形成欧美式的中国护理专业。

1900年以后，中国各大城市建立了许多教会医院并附设了护士学校，逐渐形成了我国护理专业队伍。

1909年，中国护理界的群众性学术团体“中华护士会”在江西牯岭成立（1936年改为中华护士学会，1964年改为中华护理学会），学会的主要任务是制订和统一护士学校的课程，编译教材，办理全国护士学校的注册，组织毕业生会考，颁发执照。1920年护士会创刊《护士季报》，1922年国际护士会（International Council of Nurses，ICN）正式接纳中国护士会，成为第11个会员国。

1920年，中国协和医学院建立了协和高等护理专科学校，是中国第一所具有本科水平的护士学校。该校招收高中毕业生，学制4～5年，其中五年制毕业学生授予理学士学位。自1920—1953年协和高等护理专科学校为国家培养了一批高水平护理师资和护理人才。

1932年，中央护士学校在南京成立，学制3～4年，是中国的第一所正规的公立护士学校。

1934年教育部成立医学教育委员会，下设护理教育专门委员会，将护理教育改为高级护士职业教育，招收高中毕业生，护理教育纳入国家正式教育体系。

抗战期间，许多医护人员奔赴延安，在解放区设立了医院，护理工作受到党中央的重视和关怀。1931年在江西开办了“中央红色护士学校”。1941年在延安成立了“中华护士学会延安分会”。1941年和1942年的护士节，毛泽东同志先后为护士题词：“护士工作有很大的政治重要性”，“尊重护士、爱护护士”。

至1949年，全国共有护士学校183所，护士32800人。但当时的人口有6亿多，因此，护士的数量远远不能满足医疗保健和人民健康的需要。

（三）中国现代护理

我国现代护理的发展是在新中国成立后，在党的一系列卫生工作方针指引下，中国的卫生事业有了很大的发展，护理事业取得了长足的进步；特别是在党的十一届三中全会以后，改革开放政策进一步推动了护理事业的蓬勃发展。

1. 护理教育体制日臻完善

（1）多层次学历教育

1）中等护理教育：1950年召开的第一届全国卫生工作会议上，将护理教育列为中级专业教育之一，并确定为培育护士的唯一途径，由卫生部制定全国统一教学计划和编写统一教材，规定了护士学校的招生条件，使护理教育步入国家正规教育体系。

2）高等护理教育：1952年后我国取消了高等护理教育。1961年，北京第二医学院再次开办高等护理教育（1966年又停办，并且在1966年至1976年十年动乱期间，其他护士学校也被迫停办）。1980年，南京医学院率先开办高级护理专修班。1983年，天津医学院率先在国内开设了五年制本科护理专业，使中断了30年的中国高等护理教育得以恢复。1984年，教育部和卫生部在天津召开了“全国护理专业教育座谈会”，决定在高等医学院校内设置学士学位护理专业，培养本科水平的高级护理人才。此后全国许多医学院校纷纷开设了四年制或五年制的本科护理专业，迄今，我国已有100多所医学院校设立了本科护理专业，300多所院校设立了专科护理专业。

3）研究生教育：1992年，北京医科大学护理系（现北京大学护理学院）首批开设护理专业硕士学位培养项目，1994年，在美国中华医学基金会的资助下，国内多所大学与泰国清迈大学联合举办了护理研究生班，为中国各院校培养硕士毕业的护理人才123名。据不完全统计，全国目前已有20多个护理学硕士学位授予点，培养护理硕士研究生。2004年，协和医科大学及第二军医大学分别被批准为护理博士学位授予点，开始培养护理博士研究生。

目前，一直占据我国护理教育主体地位的中等护理教育的规模开始缩减，护理教育已经从单一的中等护理教育转向为中专、大专、本科及以上的多层次护理学历教育体系。

（2）继续护理教育：自20世纪80年代以来，我国还开展了多种形式的大专、本科成人教育，如由医科大学开办的全日制、业余大学、函授等学历教育以及自学考试项目等，使广大在职护士不仅有机会通过学习取得大专文凭，还可通过“专升本”的学习取得护理本科文凭，为在职护士拓宽了学习道路，到目前，我国已形成了多渠道的护理教育体系。

1987年，国家颁发了《关于开展大学后继续教育的暂行规定》，之后国家劳动人事部又颁发了相应的文件，规定了继续教育的要求。1996年，卫生部继续医学教育委员会正式成立。1997年，卫生部继续医学教育委员会护理学组成立，标志着我国的护理学继续教育正式纳入国家规范化的管理。同年，中华护理学会制订了护理继续教育的规章制度及学分授予办法，使护理继续教育更加制度化、规范化及标准化。

2. 护理管理体制逐步规范

（1）建立健全护理管理系统：为了加强对护理工作的领导，1982年国家卫生部医政司设立了护理处，负责全国的护理管理工作，制定有关政策法规。各省市自治区卫生厅（局）在医政处下设专职护理干部，负责管辖范围内的护理管理工作。各级医院也健全了护理管理体制，设立了护理部（300张床位以下的医院设总护士长），负责医院的护理管理工作。

（2）建立晋升考核制度：1979年，国务院批准卫生部颁发了《卫生技术人员职称及晋升条例（试行）》，其中明确规定了护士的技术职称：初级技术职称为护士、护师；中级技术职称为主管护师；高级技术职称为副主任护师、主任护师。各省、市、自治区根据这一条例制定了护士晋升考核的具体内容和方法，使护理人员具有了完善的护士晋升考核制度。

（3）建立护士执业考试及注册制度：1993年，卫生部颁发了我国第一个关于护士执业和注册的部长令和《中华人民共和国护士管理办法》。此办法的第六条指出，凡申请护士执业者必须通过卫生部统一执业考试，取得《中华人民共和国护士执业证书》。于是，1995年6月25日，在我国举行了首次护士执业考试。凡在我国从事护士工作的人员，都必须通过国家护士执业考试，取得护士执业证书，申请护士执业注册。我国的护士执业管理工作从此步入法制化轨道。2008年1月23日，国务院第206次常务会议通过了《护士条例》。该条例从护士的执业资格、权利义务、医疗机构的相关职责等多方面对护理工作进行了规定。

3. 护理实践内容不断扩展 自1950年以来，我国临床护理工作一直受传统医学模式的影响，实行的是以疾病为中心的护理服务。护理人员主要在医院从事护理工作，医护分工明确，护士是医生的助手，护理工作处于被动状态。1980年以后，随着改革开放政策的实施，逐渐引入了国外有关护理的概念和理论，使临床护理开始探讨以病人为中心的整体护理模式并付诸实践，护士与医生在工作中的关系也逐步变为合作关系。目前，广大护理人员正积极探索以人的健康为中心的整体护理。同时护理工作的内容和范围不断扩大，主要体现在以下几方面。

（1）社区护理：开展社区护理是适应人口老龄化、家庭人口减少、慢性病病人增多以及减少医疗费用等社会趋势的重要举措，是现代护理发展呈现的特点之一。在社区卫生服务发展中，家庭护理、临终关怀、老年护理、日间病房等多样化的社区护理服务发展迅速。截至2003年底，全国已有95%的地级以上城市、52%的县级市开展了社区卫生服务工作，从事社区卫生服务工作的护士约8万名。但社区护理的现状与人们的需求仍然存在很大的差距。

（2）健康教育：开展健康教育是实现WHO“2000年人人享有卫生保健”这一全球性目标的基本措施和途径，也是现代护理发展呈现的特点之一。健康教育的对象不仅是病人，更重要的是面向家庭和社区人群。通过健康教育帮助人们改变健康观念，改变不良的生活方式和行为习惯，增强抗病能力，从而使人们达到最佳的健康状态。

（3）专科护理：随着高新技术在医学领域的运用和临床专科分科的日益细化，护理在器官移植、心电监护、显微外科、重症监护、介入治疗以及多脏器衰竭等危重症病人的救治等专科护理方面发挥着重要作用，促进了护理专业技术水平的迅速提高。

4. 护理研究水平不断提高 1990年以后，随着高等护理教育的发展，尤其是开展护理研究生教育以来，具有一定科学研究能力的护理人才走上临床、教育和管理等岗位，使我国的护理科研有了较快的发展，在研究范围和内容上都表现了广域、前沿、综合的特点，对护理学科体系的完善以及临床护理质量的提高起到了极大的推动作用。同时，随着护理研究水平的提高，护理论著、护理教材相继出版，且日益增多；护士撰写论文的数量和质量也显著提高，其中一部分已被美国的IM医学索引及CD-ROM光盘数据库收录；护理期刊的种类也由《中华护理杂志》一种增至20余种，且栏目多样、内容丰富，有5种已跨入国家核心期刊和科技论文统计源期刊的行列。

1993年，中华护理学会第21届理事会设立了护理科技进步奖，每两年评选一次，标志着我国护理科研正迈向快速发展的科学轨道。

5. 国内外学术交流日益增多 1977年以来，中华护理学会和各地分会先后恢复学术活动，并且成立了学术委员会和各护理专科委员会。总会和各地分会多次召开了护理学术交流会，举办了各种不同类型的专题学习班、研讨班等。1980年以后，随着我国改革开放政策的实施，中华护理学会及各地分会逐步开展了与国际护理界之间的学术交流，其形式包括出国考察、短期学习、修学位、与国外大学建立长期友好合作关系、互派讲学、培训师资、召开国际会议等。1994年以后，学会与港、澳、台地区的学术交流也日趋活跃。1985年全国护理中心在北京成立，进一步取得了WHO对我国护理学科发展的支持，架起了中国护理与国际护理沟通交流的桥梁。通过国际学术交流，活跃了学术氛围，开阔了视野，增进了我国护理界与世界其他国家及地区护理界的友谊，也给我国护理事业的发展带来新的契机。

五、中国护理未来发展趋势

（一）护理教育

1. 层次结构更加趋于合理 为适应现代护理发展趋势，护理教育将进一步调整层次结构，护理人员的基本学历将从中专为主转向以大专为主，护理本科、硕士、博士及博士后的护理教育将不断完善和提高。

2. 课程设置更加体现对人的关注及整体护理思想 为加快护理教育的教学改革，突出护理专业特点，在护理教学中将更多地充实社会、心理、人文等学科的内容，如心理学、社会学、人际沟通、美学、护理礼仪等；在能力方面，更为注重评判性思维能力、沟通能力、团队合作能力的培养。让学生树立以人的健康为中心的服务理念，能够用护理程序的工作方法为护理对象提供身、心、社会的整体护理。

（二）护理管理

1. 护理管理人员岗前培训制度化 随着护理专业的发展，对护理管理者的要求将越来越高，因此必须加强护理管理队伍建设，建立并实施护理管理人员的岗位培训制度，对护理管理者进行规范化培训。2006 年，卫生部组织制订了全国医院护理管理人员岗位培训的课程设置、教材及教学内容、培训计划等，到 2010 年，全国 100%的三级医院护理部主任完成岗位培训，各省、自治区、直辖市已开展省内培训工作。护理管理人员的岗前培训工作将制度化。

2. 管理的科学化程度会越来越高 随着护理工作法制化进程的推进以及护理管理队伍自身素质的不断提高，护理的标准化管理将会逐步取代经验管理。相关的法律和法规将不断地完善，护理质量保障体系的建立及完善将成为护理的重点。

（三）护理实践

1. 护士人力资源将更加合理配置 为扭转目前医院临床一线护士缺编的状况，各级各类医院不仅要达到国家规定的护士编制标准，还要遵循以人为本、能级对应、结构合理、动态调整的原则，按照护理岗位的任务、所需业务技术水平、实际工作量等要素科学配置护士，逐步实现护士人力资源的科学管理。

2. 护士角色将朝着多元化方向发展 当今社会对护士角色的需求越来越多，如提供照顾者、健康咨询者、健康协调者、健康教育者、护理计划者、护理管理者、护理研究者及病人代言人等。随着社会的进步、医学和护理学的进一步发展，护士的角色将不断扩展，除原有角色外，将会出现临床护理专家、护理治疗专家、护理咨询师、护理保健师、开业护士等角色。

3. 医院临床护理服务质量将进一步提高 2005 年，卫生部颁发了医院护理质量评价指南，各省级卫生行政部门结合实际情况制订了本地区医院护理质量评价标准，并已开展评价工作。这将明确护理岗位职责，完善工作标准和技术规范，保障病人安全，进一步推动临床护理服务质量的提高。

4. 将注重培养临床专业化护理骨干 为适应临床专科护理领域发展的需要，对临床专科护士除需加强各专科常规护理，专科护理技术如手术及特殊检查的术前、术中和术后护理；各种引流管、石膏和夹板的护理；各类疾病的护理与抢救等培训外，还将在重症监护、急诊急救、器官移植、断肢再植、肿瘤病人护理等专科领域开展专业护士培训，培养一批临床专业化护理骨干，提高护士队伍专业技术水平。

5. 将进一步拓展社区护理服务 随着老年社会的到来，慢性疾病及与不良生活方式和行为习惯有关疾病的增多，人们对健康保健服务便捷化的要求日益强烈。在这种形势下，将有越来越多的护士走出医院，参加初级卫生保健工作，深入家庭和社区，关注老龄人口、慢性病病人、残障人群、妇女和儿童的护理服务需求，大力发挥社区护理服务的作用。

（四）护理科研

1. 护理理论的研究将进一步深入 目前，我国护理理论的研究正处于加快发展的阶段，研究范围涉及各专科护理技术、各种护理对象的多层次需要、病人及其家属的心理护理、病人管理、护士管理及护理教育等方面。研究的重点为对临床问题的解决及对护理现象与本质的哲学性探讨。科研的成果将极大地推进护理学科的发展。

2. 研究方法将呈现多元化的发展趋势 护理学的研究方法有观察法、实验法、调查法和理论分析法等。随着科学研究的深入开展，研究方法将呈现多元化的发展趋势，除传统的定量研究方法外，定性研究及综合研究也将成为护理研究的主要方法之一。

（五）学术交流

1. 护理学术活动将日益繁荣 随着护理专业的不断发展，护理科研活动的活跃，中华护理学会和各地护理学会的学术委员会及各护理专科委员会将进一步发挥作用，如召开护理学术交流会，举办不同类型的专题学习班、研讨班等，护理学术活动将日益繁荣。

2. 国际交流与合作将日趋频繁 随着中国加入世界贸易组织（World Trade Organization，WTO），经济全球化趋势增强，护理领域的国际化交流与合作日益扩大，对我国的护士队伍建设、护理服务模式、护理教育、护理管理等产生影响，整个护理行业将面临新的机遇和挑战。

护理学作为一门独立的学科及专业，具有很强的科学性、社会性及服务性。随着社会的发展与进步以及公众对健康的重视，人们对护理专业的要求越来越高，这将进一步推动护理专业不断地向深度及广度发展。

第二节 护理学的任务、范畴及工作方式

一、护理学的任务

随着护理学科的发展和护理理念的转变，护理学的任务也发生了深刻变化。护士需要帮助人群解决以下 4 个与健康相关的问题。

（一）促进健康

促进健康是指帮助个体、家庭和社区获取在维持或增进健康时所需要的知识及资源。其实践活动包括教育人们对自己的健康负责，形成健康的生活方式，提供增进健康的信息如营养、锻炼、戒烟戒酒、预防物质成瘾等。促进健康的目标是帮助人们维持最佳健康水平或健康状态。

（二）预防疾病

预防疾病是指在未感染疾病时，协助人们维持健康，并保护个体，预防疾病的发生。其实践活动包括开展健康教育，增强免疫力，预防各种传染病及意外伤害，提供疾病自我监测的技术等。预防疾病的目标是通过预防疾病达到最佳的健康状态。

（三）恢复健康

恢复健康是指帮助人们在患病或有影响健康的问题后，改善其健康状况。其实践活动包括为病人提供直接护理，进行护理评估，协助病人进行康复活动等。恢复健康的目标是帮助疾病康复期的病人达到最佳功能水平。

（四）减轻痛苦

减轻个体和人群的痛苦是护士所从事护理工作的基本职责和任务。其实践活动包括帮助病人尽可能舒适地带病生活，并提供支持以帮助应对功能减退及丧失，给临终者提供安慰和照护等。

护理学的最终目标是通过护理工作，维护全人类的健康，提高人的生命质量及整个人类社会的健康水平。

二、护理学的范畴

护理学的范畴随着护理实践的不断深入而发展，主要包括理论与实践两大体系。

（一）护理学的理论范畴

1. 护理学研究的对象、任务及目标 护理学研究的对象、任务及目标是护理学科建设的基础，随着护理学的发展而不断变化，如其研究的对象已从研究生物人转向研究整体的、社会的人。但由于它们是在一定历史条件下的护理实践基础上形成的，所以又具有相对的稳定性，如护理学研究的任务及目标。

2. 护理专业知识体系与理论架构 自20世纪60年代后，护理界致力于发展护理理论与概念模式，并获得相当成效。如奥瑞姆（Orem）的自护理论、罗伊（Roy）的适应模式、纽曼（Newman）的健康系统模式等，并将这些理论运用于护理临床实践，对提高护理质量、改善护理服务起到了积极的推动作用。

3. 护理学与社会发展的关系 研究护理学在社会中的作用、地位和价值，研究社会对护理学的影响，社会发展对护理学的要求等。如老年人口增多、慢性病人增加使得社区护理迅速发展；健康教育和与他人有效合作也成为护士的基本技能要求；信息高速公路的建成使护理工作效率得到提高，也使护理专业向着网络化、信息化迈出了坚实的步伐。

4. 护理交叉学科和分支学科 随着现代科学的高度分化与广泛综合，护理学与自然科学、社会科学、人文科学等学科相互渗透，在理论上相互促进，在方法上相互启迪，在技术上相互借鉴，形成了许多新的综合型、边缘型的交叉学科和分支学科。护理交叉学科如护理心理学、护理美学、护理教育学、护理管理学、护理伦理学等。护理分支学科如急救护理学、骨科护理学、社区护理学、老年护理学等，从而在更大范围内促进了护理学科的发展。

（二）护理学的实践范畴

1. 临床护理 临床护理内容包括基础护理和专科护理。

（1）基础护理：是各专科护理的基础。以护理学的基本理论、基本知识和基本技能为基础，结合病人生理、心理特点和治疗、康复的要求，满足其基本需要。其内容包括医院环境准备、病人住院准备、饮食护理、排泄护理、清洁卫生护理、药物疗法、输液输血、标本采集、病情观察、临终关怀、医疗护理文件记录等。

（2）专科护理：以护理学及相关学科理论为基础，结合临床各专科病人的特点及诊疗要求，为病人提供身心整体护理。其内容包括各专科护理常规、各专科疾病护理、各专科护理技术以及显微外科、脏器移植、手术前后的专科护理等。

2. 社区护理 社区护理以临床护理理论知识和技能为基础，整体观为指导，结合社区的特点，通过健康促进、健康维护、健康教育、管理协调和连续性照顾，直接对社区内个体、家庭和群体进行护理。其内容以预防保健为重点，包括：防病、保健咨询；护理科普宣教和预防接种；心理卫生指导；计划生育，优生、优育指导；职业病防治和家庭访视护理等。

3. 护理教育 以护理学和教育学理论为基础，研究护理人才培养的规律、方法及模式，改善护理人员的知识结构，有目的地培养护理人才，以适应医疗卫生服务和医学科学技术发展的需要。护理教育一般分为基础护理教育、毕业后护理教育和继续护理教育3大类。基础护理教育包括中专、大专、本科教育；毕业后护理教育包括研究生教育、规范化培训；继续护理教育是对已完成基础护理教育或毕业后护理教育，并正在从事实际护理工作的人员提供的以学习新理论、新知识、新技术、新方法为目的的终生性在职教育。

4. 护理管理 是运用管理学的理论和方法，对护理工作中的人员、技术、设备、信息、时间、资金等要素进行科学的计划、组织、指挥、协调和控制等的系统管理，以确保护理工作场所能提供正确、及时、安全、有效、完善的护理服务。随着护理工作性质、范围及工作形式的变化，要求护理工作必须变革管理的结构和方法，运用全程质量管理的方法和技术，提高管理的科学性和管理的效率及质量。

5. 护理科研 是运用观察、科学试验、调查分析等方法揭示护理学的内在规律，促进护理理论、护理知识、护理技能的更新。护理研究多以人为研究对象，包括促进正常人健康、减轻病人痛苦、保护危重者生命等内容。

随着社会的发展及科学技术的进步，护理学的范畴将不断丰富和完善。对护士的护理理论、护理知识、护理技能、素质修养等方面都提出了更高的要求。

三、护理工作方式

护理工作方式指临床上护理人员在对护理对象进行护理时所采取的工作模式，又称护理分工方式。临床上常根据病人的病情、护理人员的数量和工作能力以及护理服务的地点及场合不同，选择适合本地区、本医院的护理工作方式。

（一）个案护理

个案护理指由一名护士负责一位病人全部护理的工作方式，即专人负责实施个体化护理。这种护理方式，适用于抢救病人、某些特殊病人（如脏器移植、大手术后等病人），也适用于临床教学需要。

个案护理的优点：①病人身边 24 小时都有护士，能全面掌握病人情况，满足各方面需要。②护士负责完成病人全部护理活动，责任明确。③护患交流增加，有利于建立良好的护患关系。④能显示护士的个人才能，满足其成就感。

个案护理的缺点：①护士只能做到在班负责，无法达到连续性的护理。②耗费人力。③对护理人员要求高，需要接受培训。④不适合所有病人的护理。

（二）功能制护理

功能制护理是以护理日常工作任务为中心，通过岗位分工，达到完成各项医嘱和常规的基础护理的一种护理分工方式。根据护士需要完成的常规护理任务，护士通常被分为“治疗护士”、“生活护理护士”、“办公室护士”、“巡回护士”、“洗手护士”等。各自按流水作业进行工作。

功能制护理的优点：①护士分工明确，对所承担的护理工作非常熟悉。②易于组织管理。③节省人力。

功能制护理的缺点：①护士为病人提供的是片段性护理，工作连续性差。②护士缺少与病人交流的机会，护患关系较差。③工作机械，易产生疲劳感，不利于发挥工作积极性。④较少考虑病人的心理及社会需求，对病人情况缺乏整体的了解。

（三）小组制护理

小组制护理指护理人员以小组的形式对一组病人进行护理的护理工作方式。小组成员由不同级别的护理人员组成，在组长计划、指导下，各司其职，共同完成护理任务。一般每个小组大约 7～8 名护士，每组分管 10～15 位病人。

小组制护理的优点：①小组成员彼此合作、共同制订护理计划，可维持良好的工作氛围。②护理的系统性、连续性较好。③能发挥各级护士的作用，为病人提供综合的护理服务。④小组成员间容易沟通和协调。

小组制护理的缺点：①一组护士护理一组病人，护士个人责任感相对减弱。②病人没有固定的护士负责，缺乏整体的护理。③小组与小组成员之间需花费较多时间沟通交流。④对组长的组织能力及业务能力要求较高。

（四）责任制护理

责任制护理是 20 世纪 80 年代初引入中国并开始实施的一种护理分工方式。是指由责任护士和辅助护士按护理程序对病人进行系统的整体护理。其特点是病人从入院到出院期间的所有护理始终由一名责任护士全面负责，责任护士实行 8 小时在岗，24 小时负责制。责任制护理强调以病人为中心开展工作，由责任护士评估病人情况，作出护理诊断，制定护理计划和实施护理措施，并评价护理效果。责任护士不在岗时，由其他护士按责任护士的计划实施护理。这种护理工作方式能为病人提供满足身心需要的整体的、个体化的护理。

责任制护理的优点：①护士责任明确，责任感和自主性明显增强，对自己的工作有成就感。②能全面了解病人情况，为病人提供连续、整体、个别化的护理，病人归属感和安全感增加，对护理工作的满意度提高。③有利于建立良好的护患关系。④有利于护士发挥独立的护理功能，推动专业化进程。

责任制护理的缺点：①对责任护士的要求较高，而符合此要求的护士数量严重不足。②24 小时负责制给护士带来较大的责任和压力。③表格填写及文字书写任务过重，人力、财力消耗较大。

（五）综合护理

综合护理指恰当地选择并综合运用上述几种护理工作方式，以达到有效地利用人力资源，为护理对象提供节约成本、高效率、高质量护理服务的一种护理分工方式。临床上常用的综合护理是将小组护理与功能制护理相结合，或将责任制护理与小组护理相融合等。

综合护理的优点：①节约了成本，提高了工作效率。②为护士提供了良好的个人发展空间和机会。

综合护理的缺点：①对护理人力需求较大。②不能完全按照护理程序的工作方法开展工作。

上述几种护理工作方式是有承继性的，各有利弊，在临床护理工作中可根据具体情况选用。

（王瑞敏　杨　敏）

思考题

1. 佛罗伦斯·南丁格尔（1820—1910）是英国人，她的家庭极其富有，因此从小受到良好的教育，博学多才。但做一个好护士是她生平的夙愿，她一生致力于开创护理事业，功绩卓著，被誉为近代护理学的创始人，是她使护理学逐步走上了科学的发展轨道。

问题：

（1）南丁格尔曾接受过哪些专业的训练？

（2）南丁格尔对护理学的主要贡献有哪些？

2.1854年10月南丁格尔率领38名护士开赴克里米亚战地医院。经过南丁格尔和护士们艰苦卓绝的工作，在短短的半年时间内使英军士兵的死亡率由42%降至2.2%。

问题：

（1）南丁格尔采取了哪些整顿前线医院的护理措施，改变了人们对护理的看法，使护理工作从此受到社会的重视？

（2）南丁格尔经过克里米亚战场的护理实践，感悟到怎样的道理，促使她于1860年创办了世界上第一所正规的护士学校？

3. 从1860年至20世纪40年代，人们普遍认为，疾病是由于细菌或外伤所致的损害和功能异常，有病就是不健康，健康就是没有疾病。因此一切医疗行为都围绕着疾病进行，以消除病灶为目的。

问题：

（1）此阶段的护理工作是以什么为中心？

（2）此阶段护理的特点有哪些？

第二章　护士素质与行为规范

学习目标

知识目标：

1. 熟悉护士素质的概念。

2. 掌握护士应具备的基本素质；护士仪表与举止；护士的语言行为和非语言行为。

能力目标：

1. 熟练掌握基本的站姿、坐姿、行姿、蹲姿。使护士仪表姿态规范、优美大方，举止得当、温文尔雅。

2. 能够用恰当、规范的语言和非语言与各类护理对象进行有效沟通。

素质目标：

树立良好的护士职业行为观念，重新审视自己的言谈举止，更好地为病人提供高质量的护理。

周某，男，61岁。因咳嗽、气急、腹胀，以慢性支气管炎、肺心病入院。入院治疗一段时间后，病情不仅不见好转，反而越来越严重。通过进一步检查，发现病人肝功能异常，腹水加重，怀疑胆总管肿瘤。这天护士小高查房，开玩笑地对病人说："周师傅啊，你这个病我们医生都没'高招'了。"病人听了心情郁闷，情绪非常低落，不愿意吃东西。家属气愤地说："这个护士怎么这么不会说话，怎么能开这样的玩笑！"

问题：

1. 护士这么说对吗？能开这样的玩笑吗？

2. 如果是你，你会怎样说？

3. 护士应具备哪些基本素质？护士的语言行为有哪些要求？

马克思主义认为人是生产力中最活跃的因素。一个国家建设得好与坏，管理得好与坏，人口素质是最为关键的因素，国民素质越高，其国家的文明程度则越高。同样，在护理工作中，护士素质的高低决定着护理质量的高低。随着医学模式的转变、现代医疗护理技术水平的发展及人民生活水平的不断提高，对护理质量的要求也不断提高。护理工作已不能只满足于一般疾病的护理，还需要身心的整体护理。良好的护士素质既有助于提高护士自身形象，又是提高护理质量的保证。

第一节 护士的素质

一、素质的概念

素质（diathesis）是心理学的专门术语，指一个人较稳定的心理特征，包括先天素质和后天素质两方面。先天素质是自然的一面，是人生来就有的素质，主要指神经系统、脑的特性、感觉器官和运动器官的特点，先天素质是人的心理和认识形成与发展的自然前提，离开这些物质基础，就谈不到人的后天素质的形成和发展。后天素质是社会的一面，是人的素质的主要方面，是经过培养和锻炼而形成的文化涵养、行为习惯、品质等。因此，充分利用先天遗传素质并加强后天的学习和训练，是提高人的素质的两个决定性因素。

护士素质是在一般素质基础上，结合护理专业特征，对护士提出的特殊的职业素质要求。它不仅体现在外在的仪表、风度、言谈举止方面，还体现在内在的护士道德品质、业务能力、身体心理素质等方面。

二、护士素质的基本内容

护士的素质包括思想品德素质、科学文化素质、专业素质、形象素质和身体心理素质。良好的护士素质是护士从事护理工作的基本条件。

（一）思想品德素质

1. 政治思想素质 热爱祖国、热爱人民、热爱本职工作，对护理事业有坚定的信念和深厚的感情，具有崇高的思想品质、高尚的道德情操及正确的人生观、价值观，能做到自尊、自爱、自律、自强，具有为人类健康服务的奉献精神。

2. 职业道德素质 树立救死扶伤的人道主义信念，尊重病人的人格、尊严及权利。具有崇高的护理道德，高尚的思想情操，诚实的品格和较高的慎独修养；具有高度的责任感和同情心，兢兢业业，忠于职守，为增进人民健康，减轻人民痛苦，预防各种疾病而努力做好本职工作，全心全意为人民的健康服务。

（二）科学文化素质

1. 基础文化知识 现代护理学发展要求护士具有一定的文化素养和外语应用能力，以便更好地适应护理学科的发展，更快地接受新理论、新技术，为终身学习打下良好的基础。

2. 人文科学及社会科学知识 医学模式与护理模式的转变，已将护理学科的定位，从纯医学范畴转变到自然科学与社会科学相互结合的领域。护理学无论是作为独立学科理论的完善与提高，还是工作内容、范围的转变与扩大，都需要人文科学与社会科学知识，如哲学、伦理学、心理学、美学、政治经济学、社会学、统计学等。

（三）专业素质

1. 整体护理观念 整体护理观念认为人是生理、心理、社会、精神、文化的统一整体，人具有生物和社会的双重属性。人的生理、心理、社会、精神、文化等各个方面不能相互割裂而独立存在，而是相互联系、相互依赖、相互作用。因此护士应树立整体护理观念，以现代护理观为指导，以人的健康为中心，为病人提供最佳的护理。

2. 护士的专业知识 构建科学的知识体系对护士来说是十分重要的。作为现代护理工作者，除应具备扎实的基础文化知识及人文社会科学知识外，还应掌握坚实的医学基础知识、临床医学知识、护理专业知识和护理实践技能，只有这样才能为病人提供良好的身心健康服务。

3. 护士的能力

（1）规范的操作技能：护理技术操作是临床护理工作中十分重要的组成部分，护理操作通常是直接或间接作用于人体，因而各种操作不得有丝毫的马虎，应做到规范、熟练。

（2）敏锐的观察能力：护理实践中，病人的病情及心理状态是复杂而多变的，有时病人身体或心理微小的变化，却是某些严重疾病的先兆。护士只有具备了敏锐的观察能力，才能首先发现这些变化，做到防患于未然。

（3）较强的综合分析问题及评判性思维能力：护理学是一门应用性很强的科学，在护理实践中十分注重应用护理程序的工作方法，解决护理对象现存或潜在的健康问题，这就要求护士依据自己的专业知识，根据护理对象的具体情况分析问题，以创造性地解决护理对象的问题。

（4）机智灵活的应变能力：护理的服务对象是人，而人的心理活动与个性特征是千差万别的，同样的护理方法、同样的护理语言与态度，不一定适合所有的病人。因此，护理工作中护士应做到灵活机智、针对性强，以最大限度地满足病人的需要。

（5）获取新知识的意识和科研创新能力：为适应现代医学模式的转变，护士应具有终身学习的意识，要不断关注学科新的发展和变化，及时补充自己知识体系中的欠缺与不足。善于发现工作中的问题并能设法解决这些问题，使自己不仅能跟上学科发展的步伐，同时也有所创新。

除此之外，护士还应有良好的沟通、咨询及教育能力；独立学习的能力；坚强的意志力；自我反省及完善能力等。

（四）形象素质

护士的仪表、行为和语言是重要的治疗和安慰剂。护士端庄整洁的仪表和良好的精神面貌能唤起病人乐观饱满的情绪，增加病人治疗的信心。当病人来院就诊时护士面带微笑，热情、友好、主动地接待，能使病人感到亲切，消除陌生感。

（五）身体心理素质

健康的身体和心理是护士工作的前提。护士应具备健康的体魄，充沛的精力，乐观而稳定的情绪，通过自己积极向上、乐观自信的内心情感鼓舞病人，以增进护患之间的情感交流，取得病人主动积极的配合。护士要善于控制自己的情绪，保持健康的心理，开朗稳定的情绪，宽容豁达的胸怀，才能胜任护理工作，顺利完成各项护理任务。

护士手册

第一条：护士应当奉行救死扶伤的人道主义精神，履行保护生命、减轻痛苦、增进健康的专业职责。

第二条：护士应当对病人一视同仁，尊重病人，维护病人的健康权益。

第三条：护士应当为病人提供医学照顾，协助完成诊疗计划，开展健康指导，提供心理支持。

第四条：护士应当履行岗位职责，工作严谨、慎独，对个人护理判断及执业行为负责。

第五条：护士应当关心爱护病人，保护病人的隐私。

第六条：护士发现病人的生命安全受到威胁时，应当积极采取保护措施。

第七条：护士应当积极参与公共卫生和健康促进活动，参与突发事件时的医疗救护。

第八条：护士应当加强学习，提高执业能力，适应医学科学和护理专业的发展。

第九条：护士应当积极加入护理专业团体，参与促进护理专业发展的活动。

第十条：护士应当与其他医务工作者建立良好关系，密切配合、团结协作。

第二节 护士的行为规范

护士作为医院的重要群体，其行为规范直接关系到护理队伍和医院的形象，关系到医院的护理质量。护士行为规范是护士在岗位上为了能更好地完成本职工作，更好地服务于病人应遵循的准则。一名合格的护士，在接受正规专业知识教育的同时，还应提高自己的专业修养和规范自己的行为。

一、护士的仪表与举止

（一）护士的仪表

仪表（appearance）是一种文化和修养，也是一种无声的语言，护士仪表是护士职业对护士外部形象的具体要求，包括护士的仪容、衣着服饰等。它虽然不能代替高尚的医德，娴熟、准确的技术，但宜人的仪表在一定程度上又可以反映内心世界和情趣，在护士的工作、生活中是不可缺少的。

1. 仪容 即人的容貌，是自我形象中的重点，是护士行为规范的重要组成部分。护士良好的仪容可以为自身带来信心，同时也带给护理对象美的享受。

（1）面部仪容：是指护士在护理过程中，所应有的由面容、发式构成的外观容貌。基本要求是：①注意个人卫生与修饰。不留长指甲，禁止涂指甲油，不涂抹过浓的香水，上班期间不吃葱、蒜、韭菜等有异味的食品。保持面容清洁，化妆得体，不浓妆艳抹。②注重整体效应，强调整体和谐。③注意外在美和内在美的统一。

（2）面部表情：是一种十分重要的非语言交往手段。面部表情是沟通交流中最丰富的语言，其他的身体语言无法与之相比。护士真诚、亲切的面部表情对病人的精神安慰胜过良药，体现了护士对病人的关心、爱心、同情、理解。护士面部表情的基本要求是：①目光：在接待病人或与病人长时间交谈时，可以注视整个面部，避免聚集一处，以散点柔视为宜。注视时间一般是听的一方应多注视说的一方。②微笑：护士的微笑是礼貌的象征，是爱心的体现，可以缩短护患间的心理距离；可以给病人留下美好的第一印象；可以为病人创造出和谐、轻松、安全和可依赖的氛围。护士在微笑时，应放松面部肌肉，嘴角微微向上翘起，唇略呈弧形。发自内心的微笑是自然、真诚的。

（3）面部化妆：化妆，作为人类美化自身的一种重要手段，在物质文明和精神文明高度发展的今天，已引起人们的重视，并得到运用。护士淡妆上班能展示良好的精神风貌，体现对病人和对自身职业的尊重。化妆应遵循自然真实、扬长避短、适宜得体、整体协调的原则。

2. 衣着服饰 在医疗卫生行业中，护士服装是职业的标志，反映了护士自身的职业形象。护士着装应遵循端庄大方、干净整齐、搭配协调的原则。护士工作装包括口罩、帽子、衣裤、袜子、护士鞋等。

（1）帽子：护士的帽子有燕帽和圆帽两种。燕帽戴在护士头上，显得高雅、圣洁，适合病房和门诊的护士，戴燕帽时，如果是短发，要求前不遮眉、后不过肩、侧不掩耳；如果是长发，应将头发梳理整齐，盘于脑后梳成发髻，用发卡或头花固定，也可直接戴发网。燕帽应平整无折，戴正戴稳，前后适宜，距前发际 4～5cm，用发卡固定于帽后，以低头或仰头时不脱落为宜，发卡不得显露于帽的外面。圆帽要把头发全部罩住，可防止头皮屑脱落造成的污染，适合手术室、传染科及特殊科室的护士，戴圆帽时，缝线在后，边缘平整，严禁头发外露。

（2）口罩：根据护士的工作场景选择合适的口罩。佩戴口罩应完全遮盖口鼻，戴至鼻翼上，口罩带高低松紧要适宜。工作时口罩应经常清洗更换，保持洁净，不用时应取下折叠放于清洁的上衣口袋内。戴口罩或取口罩前都应先洗手。

（3）护士服：护士服是护士的职业装，它代表着护士的外在形象，是白衣天使的象征。护理人员应以端庄的仪表、整洁的服饰，给病人留下良好的第一印象和美好记忆。其总体设计应以大方适体、便于护理操作为原则。色彩根据不同科室或场景有所差别。女装一般为裙装，男装一般为白大衣或分体式工作服。

护士服的大小、长短应适宜，以衣长刚好过膝，袖长在腕部为宜。腰带平整，松紧适度。护士服应平整、干净，无皱褶、油渍、尘污等。扣子要全部扣上，如有脱落要及时补齐，不可用胶布粘、大头针别。工作服内面衣服的领边、袖边、裙边不得露出。避免口袋内塞满物品，避免着装季节不分。

（4）长裤：多为冬季着装，但在一些特殊科室如手术室，传染科或 ICU 室工作的护士最好穿长裤。长裤可与裙式护士服或中长护士服搭配。要求长短适宜，以站立起来裤脚能碰到鞋面，后面能垂直遮住 1cm 鞋跟为宜，裤脚不能接触地面。

（5）袜子：袜子颜色应以肉色或浅色为宜，长度要高过裙摆或裤脚边。夏季应避免光脚穿鞋而裸露出腿部皮肤及汗毛，避免穿挑丝、有洞或自己用线补过的袜子。

（6）鞋子：护士鞋颜色以白色或乳白色为主，要求样式简洁，以平跟或坡跟、软底防滑、穿着舒适为宜。护士鞋应保持干净整洁，不穿高跟鞋和走路发出声响的鞋。

（7）胸牌：胸牌是向人表明自己身份的标志，上贴有照片，标明其姓名、职称、职务。佩戴胸牌的目的一方面有利于护士约束自己的言行，更主动地为病人提供服务；另一方面利于病人辨认、问询和监督。护士胸牌要佩戴在护士服编号的下方，固定胸牌的别针不宜外露，胸牌内容要填全，照片要粘贴牢固，以防掉落。胸牌表面要保持干净，避免水迹、药液的沾染。

此外，还要求护士在上班期间不能佩戴饰品，如戒指、手链、手镯、耳坠、耳环等，禁止梳扮怪异的发型。

（二）护士的举止

举止（bearing）是人们在活动或人际交往中所表现出的各种姿态，也称动作或仪态。举止是一种无声的语言，可以表达人的思想与感情。护士在护理工作中的一举一动、一颦一笑都可以带给病人一定的信息，护士优美的举止能给病人美的享受，有利于病人疾病的康复。护士在护理工作中常见的举止包括站姿、坐姿、行姿、蹲姿、端治疗盘、持病历夹、推治疗车等。

1. 站姿　站姿又称立姿或站相，是人在站立时所呈现的姿态，是一种静态美，是所有姿态的基础。正确的站姿不仅给人以美感，而且对人体发育及内脏的正常生理功能都有直接影响。护士站立时不能倚靠在病人床边或墙壁，更不能扶肩搭背、身体摇晃、手插着腰或放于衣袋内。

（1）基本站姿：要求头正颈直，挺胸收腹，立腰提臀。具体做法是：站立时，双眼平视前方，下颌微向后收，表情自然。双肩自然打开下沉，肩胛略向后收，两臂自然下垂，两腿并拢，两脚跟靠拢，脚尖稍分开（图 2-1）。男女护士的站姿应有所区别。

（2）女护士站姿：站立时双脚可呈“V”字形、“丁”字形或两脚稍分开前后错步，双手相握，右手四指在上轻握左手，双手拇指自然弯屈向内，被握手的指尖不能外露，放于小腹前。

（3）男护士站姿：站立时双脚呈“V”字形、“丁”字形或两脚平行分开不超过肩宽，右手握住左手腕上方，自然贴于腹前。也可将双手相握于身后。

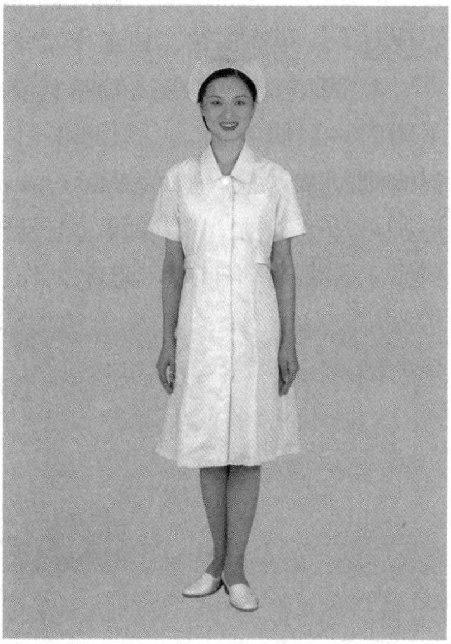

图 2-1　护士基本站姿

2. 坐姿　即人在就座和坐定之后所呈现出的姿势。护士良好的坐姿不仅有利于身体健康，减轻疲劳，还能体现护士认真负责的工作态度。

护士在就座时应轻、缓、稳，先侧身从座椅左侧走进，背对座椅站立，将右脚后移半步接触座椅边缘，双手放于身后，顺势从腰间向下捋平工作服，轻坐于椅子上，臀部位于椅子前 1/2 或 2/3 处。女护士坐定后上身自然挺拔，双脚并齐，双膝靠拢，肩臂放松，双手自然交叉或相握置于腹前（图 2-2）。也可视情况采用双腿斜放式，前伸后屈式或双脚内收式。男护士坐定后上身自然挺拔，双腿可略分开，双脚跟距离约一拳左右，双手放在两腿接近膝盖的部位。

3. 行姿　也称走姿或步态，即人在行走过程中形成的姿势，是一种动态美，轻盈敏捷的行姿能体现一个人的精神风貌和风度气质。正确而优美的走姿，不仅给人以干练愉悦的感受，还能节省体力，提高工作效率。

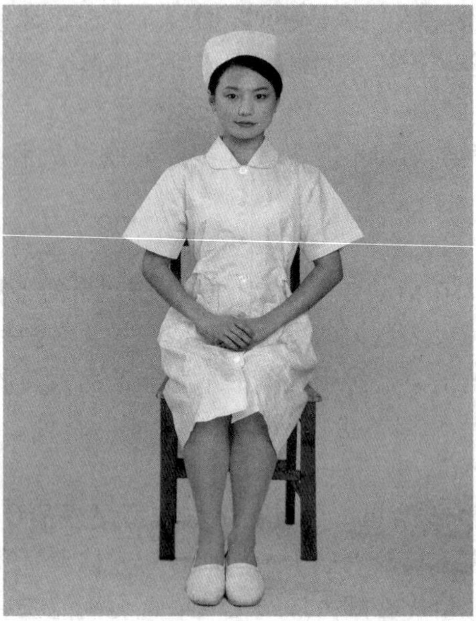

图 2-2 女护士坐姿

护士良好的行姿要求是从容、轻松、直线、优美、匀速。在站姿的基础上起步，重心前移，以大腿带动小腿，膝关节放松，两脚尖朝前迈步，取自然步幅，呈直线行走。两臂以身体为中心，前后自然摆动，幅度以 30°为宜。但当病人呼唤或抢救病人时，护士需要快步急行，步伐有力，频率加快。使工作紧张有序，忙而不乱，给人以镇静敏捷、充满自信之感。

4. 蹲姿 是人在比较特殊的情况下采用的一种暂时性的体态，是相对静止的姿势。下蹲时一只脚在前，一只脚稍后，在前的一只脚应完全着地，小腿与地面垂直；在后的一只脚则脚掌着地，脚跟提起，膝部降低，膝内侧靠于另一小腿内侧。女性两腿应靠紧，男性则可适度分开，头略低，上身挺直前倾，臀部向下。护士穿裙装时，应双手从腰间向下捋平工作服后再下蹲，避免工作服接触地面（图 2-3）。

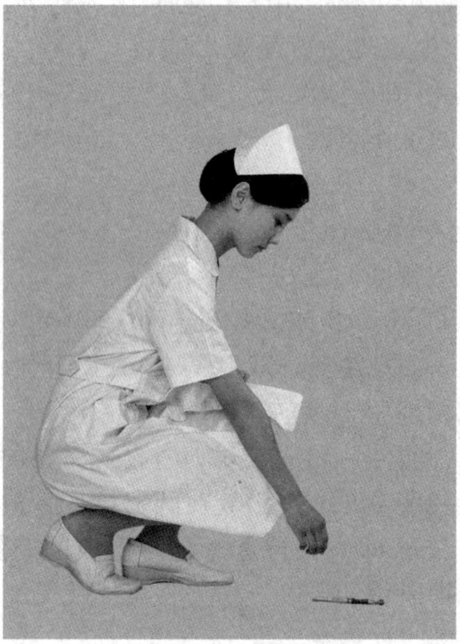

图 2-3 护士蹲姿

5. 端治疗盘　在站姿或行姿的基础上，上臂靠近躯干，肘关节弯屈呈 90°角，拇指置于两侧盘缘中部，四指和手掌托住盘底，四指自然分开，与手臂同时用力，躯干与盘缘相距 2～3cm（图 2-4）。

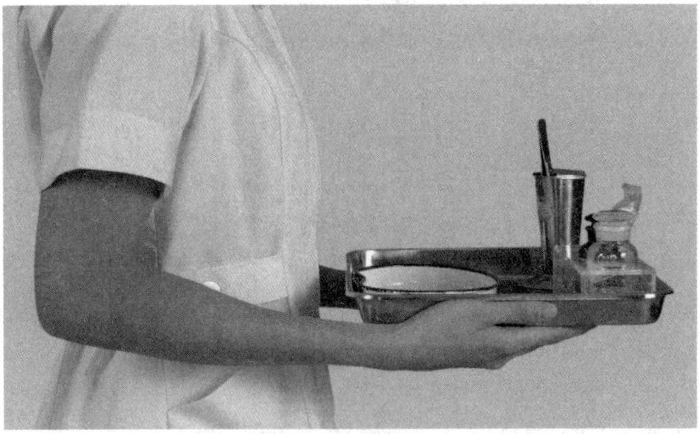

图 2-4　端治疗盘

6. 持病历夹　行走持病历夹时，肩部自然放松，上臂贴近躯干，病历夹正面向内，一手握住病历夹的前 1/3，另一手自然下垂（图 2-5），或一手握住病历夹中部，放于侧腰，肘关节稍弯屈。书写或阅读时，一手持病历夹顶部，将夹放于前臂上，手臂稍外展，持夹靠近躯干，另一手可翻阅或书写。

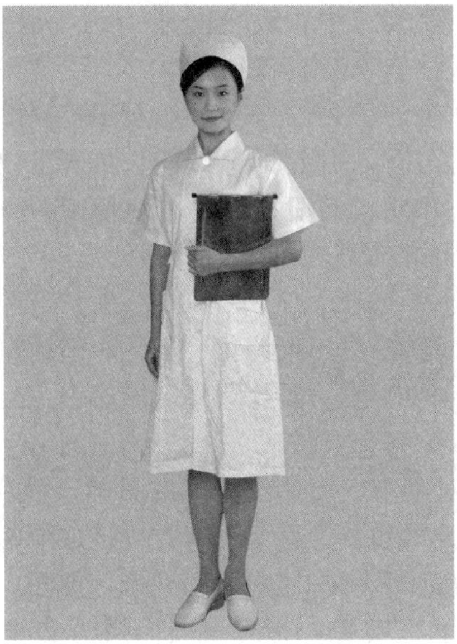

图 2-5　持病历夹

7. 推治疗车　护士位于车后，面对车上物品，双肩保持平稳，两手扶住车的两侧，躯干略向前倾，重心集中于前臂，抬头，挺胸收腹，腰背挺直避免弯屈，步伐均匀行进（图 2-6）。禁止单手拉车行走及用车撞门。

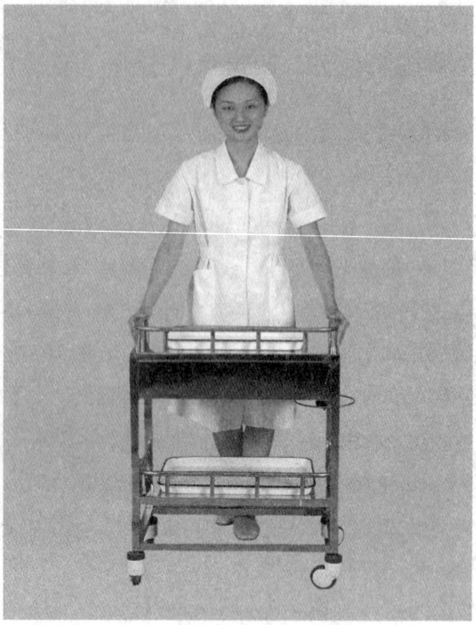

图 2-6 推治疗车

二、护士的语言行为

语言（language）是人类沟通思想、交流感情的工具，能反映出一个人的行为规范、修养和职业素质。在护理实践中，语言既能治病，也能致病。在护患交往中，由于病人的心理特征，其容易对护士的言谈敏感、多疑。由于各自的立场和对疾病感受的不同，即便是护士一句普通的话，一个微不足道的动作，在不同的场地与情景中，很容易在心理上对病人造成伤害，引起护患纠纷。如果护士能针对病人的不同心理特点，通过语言给病人启发、开导、劝说、鼓励，解除其精神负担和顾虑，就能发挥语言的治疗作用，收到药物所不能及的效果。

（一）护士用语的要求

1. 规范性 为了使病人能够充分理解医务人员的话语，保证护患沟通的顺利进行，护理人员说话一定要做到科学规范、通俗易懂。应当从语音、语义、语法三方面加强训练。

（1）语音清晰：在交往过程中，要达到交流的目的，就应让对方听清楚谈话的内容，注意发音清晰准确、声调优美柔和，为避免语音差异造成隔阂，尽量使用普通话。必要时也可使用一些方言，以减少沟通障碍，使病人感到亲切温暖。

（2）语义准确：护士向病人解释、指导、交代问题或进行健康教育时，尽量使用通俗易懂、文雅大方、言简意赅的语言，避免使用病人听不懂的医学术语或其他不雅的用语。

（3）语法正确：护士在与病人交流时语言要符合语法要求，尽量避免使用容易混淆、产生歧义的句子，以免发生误会。

歧 义

歧义就是在理解上会产生两种可能的句子，换句话说，就是可以这样理解，也可以那样理解的句子。歧义产生的原因：词义不明确、句法不固定、层次不分明等。

举例：开刀的是他父亲。“开刀的”可以理解为“主刀做手术的大夫”，也可以理解为“被做手术的病人”。

2. 情感性 语言是沟通护患之间情感的“桥梁”，护士一旦进入工作环境，就应进入护士角色。如在晨间护理时，向病人说声“早上好”，“昨晚休息得好吗?”查房时针对病人不同情况说：“您今天气色好多了”或“您伤口还疼吗”等，这些虽说是简单询问，却包含着护士对病人的关心和关注，是护患之间的一种情感交流。

3. 科学性 护士语言的科学性体现在两个方面，一是在护患交往中引用的例证或其他资料都应有可靠的科学依据，而不是道听途说，不能把民间传闻或效果不确定的内容纳入健康指导。二是在护患交往中坚持实事求是，客观辩证，不要任意夸大或歪曲事实，不要把治疗效果扩大化，也不要为了引起病人的高度重视而危言耸听。

4. 保密性 护理工作中使用保密性语言包括三方面含义，一是注意保护病人的隐私，不主动打听与治疗护理无关的病人隐私，病人不愿陈述的内容也不要过多追问，对已经了解的病人隐私不擅自泄露给无关人员。二是要注意保守医疗秘密，如对癌症的诊断、突变的化验结果、重大诊治措施的决定等，在没有得到允许的情况下，护士应做到守口如瓶。三是保护工作人员的隐私，既不要与病人谈论医护人员的私生活，也不要非议他人。

5. 准确性 护士在语言沟通中应注意表意准确而不含糊，如果护士的语言表述含糊，定义不准确，将会影响信息传递的准确性或增加病人的心理负担，甚至影响治疗效果。

（二）护士的日常用语

1. 称呼用语 运用得体的称呼语是护患交往的起点，会给病人以良好的第一印象，为以后的交往打下互相尊重、互相信任的基础。护士称呼病人的原则是：

（1）可按职业、行政职务、年龄区别称呼，不能用床号代替病人的姓名。

（2）避免直呼其名，尤其是初次见面呼名唤姓不礼貌。

（3）与病人谈及其配偶或其他家属时，适当用敬称如“您夫人”、“您先生”、“您母亲”，以示尊重。

2. 问候用语 如“您好”、“早上好”、“午安”、“晚安”等。

3. 介绍用语 是护士主动自我介绍，使病人入院时，减轻面对陌生环境时而产生的孤独感和不安全感，让病人有归属感。如：“您好！我是您的主管护士，我叫×××，负责您的日常护理，住院期间有事可随时找我。”

4. 电话用语 在护理工作中，打电话和接电话也应注意文明。

（1）打电话：发话人在通话时，首先应向受话人问声“您好”，然后自我介绍，注意语言规范，音量适中，通话结束时应说声“再见”。

（2）接电话：拿起电话后，应先向发话人问好并介绍自己的单位、科室等；当通话结束时，应说声“再见”；若接到误打来的电话，应礼貌地告诉对方：“对不起，您是不是打错电话了。”

5. 安慰用语 安慰语是在他人遇到困难、不幸时对其进行安慰的语言。使用安慰用语，声音应温和、真诚，要使病人听后获得依附感和希望感。常用的安慰用语如："您请稍候，不要着急"、"请别担心"、"请保持冷静，问题一定会解决的"、"请保重"、"请节哀顺变，保重身体要紧"、"我也很难过，我能帮你什么忙吗" 等。

6. 迎送用语 新病人入院时，护士要热情迎接，陪送病人到已安排好的床旁，介绍主管医护人员、环境、作息时间、探视制度、陪住制度、安全制度等。病人出院前主动征求意见，做好出院指导，告知复诊日期，提供咨询电话。病人出院时，护士应送至病区门口，用送别的语言与病人道别，如"请按时服药"、"请多珍重"、"请定期复诊"等，避免使用"再见"、"欢迎下次再来"。

（三）护理操作中的解释用语

在临床护理实践中，护士应尊重病人的知情权，在为病人进行输液、口腔护理、灌肠等各项护理技术操作时，都应清楚地向病人解释，让病人明白进行的是什么操作，其目的是什么，操作过程中怎样配合等。通过护士的讲解，病人理解后，才能更好地配合。护理解释用语分三部分，即操作前解释，操作中指导，操作后嘱咐。

1. 操作前解释

（1）本次操作的目的：如为便秘病人灌肠时，应告知病人通过灌肠可刺激肠蠕动，软化肠道的粪便，能解除便秘；慢性细菌性痢疾病人进行保留灌肠时，应告知通过灌肠，可将药物直接送到病变部位，通过肠黏膜吸收，达到治疗的目的等。

（2）病人的准备工作：如进行保留灌肠前病人应先排便排尿，可以使药物在肠道内保留的时间更长；病人要进行血生化检查时，应空腹，以避免食物对检查结果的影响等。

（3）讲解操作的简要方法及在操作过程中可能产生的感觉：如鼻饲法是将胃管通过鼻腔插入到胃内，在插管过程中，当胃管到咽部时可出现恶心，甚至呕吐；做药物过敏试验时，是将小量药液注入在表皮与真皮之间，由于注射表浅，推药时较痛。让病人对操作有一定了解，并做好心理准备。

2. 操作中的指导

（1）向病人交代在操作中配合的方法：如插鼻饲管到咽部时应尽量做吞咽动作，出现恶心时应做深呼吸等。

（2）操作中应多使用安慰性和鼓励性语言：既体现了护士对病人的人文关怀，又可稳定病人的思想情绪，转移其注意力，增强其信心，使护理操作顺利进行。

3. 操作后嘱咐

（1）必要的注意事项：如大量不保留灌肠后病人可取平卧位，尽量忍耐 5～10min 再排便，这样可以使粪便软化，以利排出；保留灌肠后药物尽量在肠道内保留 1h 以上，以利于药物吸收；做药物过敏试验后，告知病人可能出现的反应，皮试结果观察的时间，如出现不良反应及时通知护士等。

（2）询问病人此次操作后的感觉及是否已达到预期效果：如口腔护理完毕后，询问病人是否感觉舒适；便秘病人灌肠解便后，腹胀是否减轻；术后病人注射止痛药后伤口疼痛是否减轻等。

三、护士的非语言行为

人与人之间除了借助语言进行信息交流外，还存在着大量的非语言沟通形式，许多不能用语言来表达的思想感情，都可用非语言沟通形式来表达。如倾听、面部表情、专业性触摸、沉默、人际距离等。

（一）倾听

倾听是指全神贯注地接收和感受对方在交谈时发出的全部信息，并做出全面的理解。倾听在护患沟通中占有很重要的地位，认真倾听是对病人关注和尊重。倾听并不是只听对方所说的词句，还应注意其说话的音调、语速、选择用词、面部表情、身体姿势和动作等各种非语言行为。

为保证交谈的顺利进行，应提供一个安静舒适的环境，将外界干扰降至最低。同时，交谈时护士要面向病人，与其保持合适的距离和身体姿势，身体稍向病人倾斜，切勿使病人处于仰视位。在倾听过程中应与病人保持眼神交流，用30％～60％的时间注视对方的面部，并给予病人适时适度的反馈，如轻声地说“嗯”、“是”或微微点头等，以表示自己在注意听。

倾听时应注意：①避免做出分散注意力的举动，如东张西望、看手表等。②不随便打断对方的诉说。③对于病人的诉说内容，不要急于做出个人判断和评论。④仔细体会“弦外之音”、“话中之话”的含义，以了解病人的真实想法。

（二）面部表情

见本章护士仪容仪表。

（三）专业性触摸

触摸是人体各部位之间或人与人之间通过接触抚摸的动作来表达情感和传递信息的一种行为语言。在不适于用语言表示关怀的情况下可用轻轻的触摸来代替。触摸不仅可以减轻因焦虑和紧张引起的疼痛，还可以增强人体免疫系统的功能，此外对听力或视力不佳者，抚摸可引起对方注意。

在护理工作中，当病人诉说腹胀腹痛时，护士可以通过触摸病人腹部了解是否有压痛、反跳痛和肌紧张；当病人高热、身体不适时，护士用手触摸病人的额头，表示体贴和关怀；当病人忧伤时，护士手扶病人肩部给予安慰，可使病人感到温暖；当产妇分娩疼痛时，护士通过抚摸腹部或握住产妇的手，可以使产妇感到安全，减轻紧张情绪，有利于分娩。但是护士在采用触摸进行沟通时，应考虑当时的情景，病人的性别、年龄、文化背景、被触摸的部位以及病人的反应等因素，避免产生误会。护理工作中使用触摸的原则是：不要让对方感到威胁或被侵犯；避免使用做作、尴尬或不自然的触摸方式。

（四）沉默

在护患交往中，沉默是一种超越语言力量的沟通方式。作为一种常用的非语言行为，它能起到此时无声胜有声的作用。如当病人悲伤、哭泣的时候，护士应保持沉默，给病人一定的时间让其宣泄；当护士提出的问题，病人一时不知道该怎么回答或忘记怎么回答时，护士应给予时间让其思考或回忆。护士对病人的某些意见或建议有异议时，也可运用沉默表示对病人意见的不认同。

护士适当地运用沉默技巧，可以起到以下作用：①给病人提供思考和回忆的时间，给病人诉说或宣泄的机会。②能弱化病人过激的情绪、语言、行为，缓解紧张气氛。③表达对病人的同情和支持。④表示对病人意见的默许、保留、不认可。⑤给护士提供思考、冷静和观察的时间。

（五）人际距离

是指人与人之间的空间距离。在人际交往中，合适的距离能使沟通双方感到自然、舒适，若距离不适宜，会给对方造成心理压力，而影响沟通。在医院环境中，护士在不同的场合，面对不同年龄、性别、病情的病人，选择不同的空间距离。美国心理学家爱德华·霍尔（Edward Twitchell Hall Jr.）研究发现，人际距离可以分为4种。

1. 亲密距离 指沟通双方的距离在0.45m以内，是一种允许存在身体接触的距离，一般情况下只存在于最亲密的人之间，彼此能感受到对方的气味、呼吸，甚至体温。在护理工作中，某些操作必须进入此距离时，如护理体检、各种注射、口腔护理等，应先向病人及家属说明原因，做出解释。

2. 个人距离 指沟通双方的距离在0.45～1.2m。此距离很少有直接的身体接触，双方能够友好交谈。一般来说只有熟人和朋友才能进入这个距离。护士常在这个区域内对病人进行健康教育、心理咨询等，是护士与病人之间进行沟通交流的理想距离。

3. 社交距离 指沟通双方的距离在1.2～3.5m。常为人际关系不密切时的社交性或礼节上的距离，这种距离给人一种安全感，处在这种距离中的双方，既不怕受到伤害，也不会感觉太生疏，可以友好交谈。在护理工作中，对敏感病人或异性病人可以采用此距离，能减轻对方的紧张情绪。

4. 公众距离 指沟通双方的距离在3.5m以上，主要适宜于群体交往，不适合个人交谈。一般来说，公开演讲时演说者与听众之间的标准距离就是公众距离。在医院工作中，集体健康宣教、病区的专题讲座、学术演讲时属于此距离。

人际交往的空间距离不是固定不变的，它可依赖具体情景、交谈双方的关系、社会地位、性格特征等而有一定的伸缩性。

（陈历健）

思考题

1. 吕某，男，70岁，因昏迷、肺部感染入院，入院后医嘱要求每2h左侧或右侧交替翻身并叩背一次。正确的做法是每次翻身后，身体侧面与床面成90°角，用力叩击背部排痰约2min，然后背部垫以软枕，将病人安置于舒适侧卧位。白班护士都做得很好，病人局部皮肤完好无损，无痰鸣音。而夜班护士张华认为上班很累，晚上又只有自己一个人，没有其他人监督，就不按照医嘱要求为病人翻身，但在翻身卡上却是按正常2h一次进行记录。

问题：

（1）张华这种做法违背了护士的职业道德，她缺乏的是什么修养？

（2）如果是你应该怎样做？

2. 小张和其他8位同学到市级一家三甲医院应聘面试，面试人员将她们带到会议室休息等待，并给每一位面试者用纸杯倒了一杯水。当面试结束后，主考官过来告诉她们回家等候通知，听后其他同学便陆续走了，只有小张留下来将桌上的纸杯一一收拾好放入垃圾箱内，并把坐过的椅子全部归位放好。当小张正准备离开时，主考官将小张叫住，并对她说："你被录取了，明天就到护理部报到。"

问题：

（1）小张为什么会被录取？

（2）是什么行为打动了主考官？

（3）护士应具备哪些素质？

3. 病人李某需要做肝功能检查，护士小周告诉病人第二天早上别吃早饭，要抽血做检查，病人表示理解。第二天早上值班护士去抽血时，问病人吃东西没有，病人告知"没吃饭，只喝了一杯牛奶。"值班护士便告诉病人喝牛奶会影响检查结果，不能抽血做检查，只有等明天再抽血了。病人因未能抽血做检查，认为是护士小周没有交代清楚，延迟了检查，从而引起纠纷。

问题：

（1）这起案例反映了什么问题？

（2）护士应当怎样做才能避免类似的纠纷发生？

实践1：护士行为规范训练

【目的】

1. 掌握基本的站姿、坐姿、行姿、蹲姿，掌握护理工作中端治疗盘、持病历夹及推治疗车的正确方法。

2. 培养良好的护士形象。

【准备】

1. 用物准备　椅子、治疗盘、病历夹、治疗车。

2. 学生准备　护士帽、护士服、护士鞋、教材。

3. 环境准备　训练室应宽敞，有能照见全身的落地镜，地面画有直线，必要时备音乐或录像带。

【训练方法】

1. 站姿的训练方法

（1）训练要领：①重心位置训练。能达到身体正直，重心平衡。②肩及手的训练。双肩自然打开下沉，肩胛略往后收，双手自然下垂。③双脚位置训练，包括"V"字形、"丁"字形或两脚稍分开前后错步。④训练头正颈直，挺胸收腹，立腰提臀，达到重心上升，身体挺拔。

（2）训练方法：①靠墙训练。要求背靠墙站立，使枕部、两侧肩胛、臀部、小腿、足跟紧贴墙面。②两人背靠背训练。身高相近的两人一组，背靠背站立，使双方枕部、两侧肩胛、臀部、小腿、足跟紧贴，必要时可在相靠的几点处放纸板或卡片，以不掉下为标准来达到训练效果。③顶书训练。在基本站姿的基础上，将书本放在头顶，可矫正身体不正、不稳定及左顾右盼的不良姿势。

2. 坐姿的训练方法

（1）训练要领：①身体重心变换训练。在站立位的基础上变为坐位时，把握身体重心变化，达到身体平衡稳定。②腿脚位置放置训练。准确把握和确定坐位时两腿和两脚应放置的位置，使坐姿显得端庄优美。③上身直立训练。掌握坐位时腰部直立要点，达到身体挺拔，双肩放松。④双手放置训练。找准坐位时双手应放置的位置，达到自然协调。

（2）训练方法：①就座训练。从椅子左边进入，走到座位前，右脚向后退半步，双手捋平工作服，轻坐于椅子上，臀部位于椅子前 1/2 或 2/3 处。②坐姿训练。女护士坐定后上身自然挺拔，双脚并齐，双膝靠拢，肩臂放松，双手自然交叉或相握置于腹前。男护士坐定后上身自然挺拔，双腿可略分开，双脚跟距离约一拳左右，双手放在两腿接近膝盖的部位。③离座训练。离座起立时，右脚先向后退半步，然后保持上身直立站起，收回右脚，从椅子左侧走出。

3. 行姿的训练方法

（1）训练要领：①双臂摆动训练。以上臂带动前臂进行前后摆动，把握摆动幅度，纠正双肩过于僵硬和双臂左右摆动。②步位步幅训练。沿地上的直线行走，把握好步位和步幅，纠正“外八字”、“内八字”及步幅过大或过小。③稳定性训练。行走时保持头正、颈直，目不斜视，必要时可在头顶放置书本，纠正左顾右盼，颈往前伸。④协调性训练。在站姿的基础上，行走时把握好速度、节拍，保持整体协调一致。

（2）训练方法：①起步前倾，重心在前。起步前进时，重心应从足中移到足前部，当前脚落到地面而后脚离开地面时，膝关节应伸直，踏下脚时再稍微松弛，并立刻使重心前移。②直线行走，柔步无声。双脚行走的轨迹应为一条直线，克服身体在行进中左右摇摆，步态应轻盈敏捷。③脚尖向前，步幅适中。行走时应保持脚尖向前，步幅均匀，每步距离约等于一脚的长度。④双肩平衡，两臂摆动。行走时双肩双臂都应自然放松，不可过于僵硬呆板，腰部以上尽量减少动作，保持平稳，双臂靠近身体随步伐前后自然摆动，手指自然弯屈朝向身体。

4. 蹲姿的训练方法

（1）在站姿的基础上，两脚前后分开约半步，身体重心落于两腿之间。

（2）上身保持直立，单手或双手捋平工作服，避免下蹲时接触地面。

（3）下蹲时两腿紧靠，呈单膝点地或双腿一高一低。

（4）稍降低身体重心，直下腰从正面或侧面拾取物品。

（5）起立，挺胸收腹，调整重心，脚回位形成站姿。

5. 端治疗盘、持病历夹及推治疗车在站姿或行姿的基础上按要求训练。

【训练步骤】

1. 课堂训练

（1）教师示范：按照本章要求，分别将基本的站姿、行姿、坐姿、蹲姿及护理工作场景中的端治疗盘、持病历夹、推治疗车的方法逐一进行示范，强调动作要领和注意事项。

（2）分组训练：将学生分成 6～8 人一组（最好以寝室为小组），进行分组练习。

（3）学生训练时教师应给予点评，对不规范的动作及时纠正。

2. 课余训练

（1）课余时间学生可到形体训练室，照着镜子练习站姿、行姿、坐姿、蹲姿、端治疗盘、持病历夹、推治疗车。必要时可结合音乐进行训练。

（2）课余时间在寝室练习站姿、行姿、坐姿、蹲姿，同学之间互相观察，相互纠正。

【评价】 对学生的行为举止评价贯穿在护理教学的整个过程中，并在护理操作考核中增加此项内容，使学生良好的仪表、仪态成为一种自觉行为。

第三章　卫生服务体系

学习目标

知识目标：

1. 了解我国医疗卫生体系的组织结构与功能、我国城乡三级医疗卫生网、我国的护理组织系统；医院工作的特点、医院的组织结构；社区概述。

2. 熟悉医院的种类；社区卫生服务的原则和特点、社区护理。

3. 掌握医院的概念及任务。

素质目标：

1. 明确医院在医疗卫生服务体系中的地位和作用，激发学生的学习兴趣。

2. 结合实际情况，了解我国医疗卫生体系的结构及社区护理的发展概况，鼓励学生积极投身护理事业。

吴某，男，48 岁，居住在某社区。近日来出现食量增加、烦渴多饮、尿量增多及进行性体重下降等不适症状。于是，吴某求助于社区卫生服务中心，经社区卫生服务中心的医生检查后，初步诊断为：2 型糖尿病，建议其向上级医院转诊。入院后，经过一段时间的治疗、护理，病人血糖控制良好，各项指标正常，医嘱予以出院。吴某出院回家后，社区护士定期为他测量血糖，并向吴某及其家人做好疾病相关知识的宣教。

问题：

1. 什么是医院？医院的任务是什么？医院可划分为哪些不同的类型？组织结构是怎样的？

2. 什么是社区？社区卫生服务与社区护理的特点包括哪些？

3. 我国医疗卫生服务体系包括哪些？

卫生服务体系是提供医疗、预防、保健、康复、计划生育和健康教育等服务的组织和机构，在提供卫生服务过程中形成的相互关联的一个系统。1949 年解放以来，特别是改革开放以来，我国卫生事业有了很大的发展，卫生队伍规模不断扩大，卫生服务体系基本形成。

第一节　我国医疗卫生服务体系

一、我国医疗卫生体系的组织结构与功能

根据医疗卫生工作的性质和功能，我国医疗卫生体系的组织设置大致可以分为3类：卫生行政组织、卫生事业组织和群众卫生组织。

（一）卫生行政组织

卫生行政组织是贯彻实施国家对卫生工作的方针、政策，领导全国和地方卫生工作，提出卫生事业发展的战略目标、规划，制定具体政策法规和监督检查的机构。我国的卫生行政组织主要包括中华人民共和国卫生部、国家中医药管理局、国家计划生育指导委员会和国家食品药品监督管理局等；以及各地的卫生厅（局、科）、计划生育指导委员会（所）和药品监督管理部门等。

卫生部是主管全国卫生工作的国务院组成部门；国家中医药管理局是卫生部管理的主管国家中医药事业的行政机构；国家食品药品监督管理局主管全国药品监督管理工作。其他各级卫生行政组织的主要任务是贯彻国家卫生工作的方针、政策，结合各地的实际情况制定卫生事业发展规划和工作计划，并进行控制和反馈，组织经验交流，总结推广提高，按行政区实行分级管理。

（二）卫生事业组织

卫生事业组织是具体开展业务工作的专业机构。目前，按工作性质大体可分为：

1. 医疗机构　包括各级综合医院、专科医院、疗养院、康复医院、卫生院、门诊部等。主要承担疾病的预防、治疗，康复和健康咨询的任务。医疗机构是我国目前分布最广、任务繁重、卫生人员最集中的机构。

2. 卫生防疫机构　包括各级卫生防疫站和专科防治机构。专科防治机构如寄生虫病防治所（站）、结核病防治院（所）、放射卫生防护所等。卫生防疫机构是运用预防医学理论、技术进行卫生防疫工作监测、监督、科研、培训相结合的专业机构，是当地卫生防疫业务技术的指导中心。主要承担预防疾病的任务，对危害人体健康的影响因素，如环境卫生、食品卫生及学校卫生进行检测和监督。

3. 妇幼保健机构　包括各级妇幼保健院、所、站及儿童保健所。计划生育部门独立成立的地、县、乡各级计划生育技术指导站（服务站）。主要承担妇女、儿童预防保健的任务，负责制定妇女、儿童卫生保健规划；妇幼保健、计划生育技术指导、婚前体检、优生、遗传咨询工作；保健、临床医疗、科研、教学和宣传工作等。

4. 药品检验机构　全国药品检验机构分国家食品药品监督管理局以及下属的省（自治区、直辖市）、地（市、州）、县（市）各级药品检验机构。主要承担发展我国现代化医药学、传统医药学进入安全用药的任务。如药品质量监督、检验和技术仲裁工作；有关药品质量、药品标准、中草药制剂、药检新技术等科研工作。

5. 医学教育机构　由高等医学院校、中等医药学校和卫生干部进修学院、学校等机构组成。主要承担发展医学教育，培养医药卫生人才的任务。每年输送各类卫生人员，并对在职人员进行专业培训。

6. 医学研究机构　我国医学研究机构按管理隶属关系分为独立和附设性研究机构两

类，按专业设置分为综合性机构和专业性机构两类，按规模分为研究院、研究所、研究室3类。主要承担医药卫生科学研究的任务，为推动我国医学科学和人民卫生事业的发展奠定基础。

（三）群众卫生组织

群众卫生组织是由专业或非专业人员在政府行政部门的领导下，按不同任务所设置的机构。可分为以下3类：

1. 群众性卫生机构 由国家机关和人民团体的代表组成的群众性卫生组织，如爱国卫生运动委员会、血吸虫病或地方病防治委员会等。全国和各级爱国卫生运动委员会是国务院和各级人民政府的非常设机构，以协调有关各方面的力量，推动群众性除害灭病、卫生防病为主要任务。

2. 社会团体组织 由卫生专业人员组成的学术性社会团体，如中华医学会、中华预防医学会、中国药学会、中华护理学会等。学术性社会团体组织的业务主管部门是中国科学技术协会，行政主管部门是卫生部。主要任务是开展学术交流，编辑出版学术刊物，普及医学卫生知识，开展国际学术交流等。

3. 群众团体 由广大群众卫生工作者和群众卫生积极分子组成的团体，如中国医师协会，农村卫生协会等。主要任务是协调各级政府的有关部门，开展群众卫生和社区福利工作。

除上述卫生组织机构外，根据一些机构的主要职责还设立了健康教育机构，生物制品研制机构，血站和民营及合资医疗机构等。

二、我国城乡三级医疗卫生网

（一）城市医疗卫生网

大城市的医疗卫生机构一般分为市、区、基层3级（图3-1），中小城市一般分为市、基层两级。

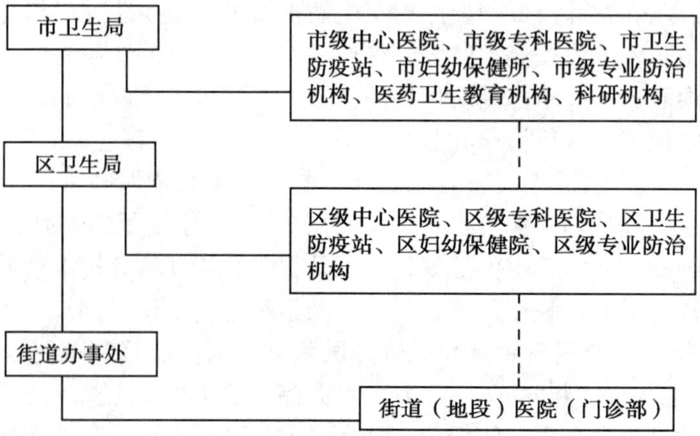

图3-1 城市医疗卫生网

市级医疗卫生机构包括市中心医院、专科医院及市中心防治机构等。市中心医院是全市医疗业务技术的指导中心，一般由医疗水平较高、设备比较完善、科别比较齐全的综合医院或教学医院承担。

区中心医院是一个地区内医疗业务技术指导的中心，是市级医疗机构与基层医疗机构之间的纽带。

城市基层医疗卫生机构主要是地段医院（街道医院），为居民提供医疗预防、卫生防疫、妇幼保健及计划生育等医疗卫生服务。各机关、学校、企事业单位的医务室、门诊部等也属于城市基层卫生机构。

（二）农村医疗卫生网

我国约63％的人口在农村，加强农村卫生事业建设一直是国家卫生工作的重点。经过几十年的努力，我国农村已形成以县级医疗卫生机构为中心，乡卫生院为枢纽，村卫生室为基础的3级医疗卫生网（图3-2）。

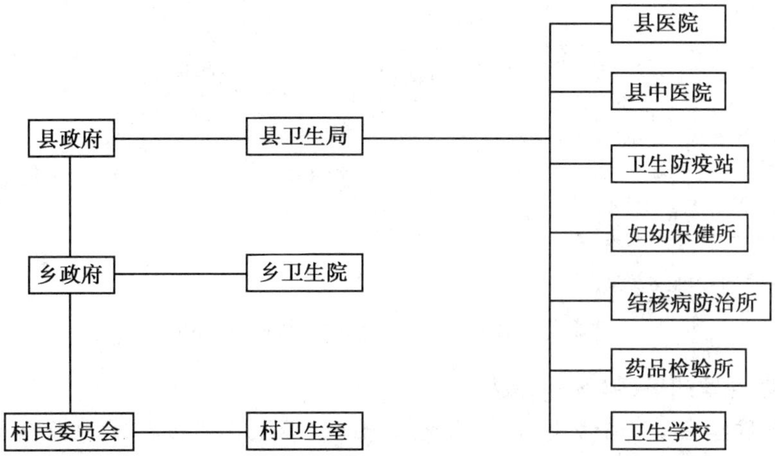

图3-2 农村医疗卫生网

县级卫生机构包括县医院、卫生防疫站、妇幼保健站等，是全县预防、妇幼保健、计划生育技术指导中心及卫生人员的培训基地。

乡卫生院是农村的基层卫生组织，负责本地区的卫生行政管理，开展日常的预防保健、计划生育等工作，对村卫生室进行技术指导和业务培训。

村卫生室是农村最基层的卫生组织，负责基层各项卫生工作，如爱国卫生运动、环境卫生及饮水卫生的技术指导，进行计划免疫、传染病管理、计划生育、卫生宣传等。

三、我国的护理组织系统

（一）各级卫生行政部门的护理管理组织结构

在护理行政管理系统中，护理管理组织机构已逐步完善，在我国，护理行政管理组织结构，主要由两部分组成（图3-3）。

1. 卫生部护理管理机构 卫生部医政司护理处是我国护理行政管理的最高机构。它的职责是为全国城乡医疗机构制定和组织实施有关护理工作的政策、法规、人员编制、规划、管理条例、工作制度、职责和技术质量标准等；配合教育、人事部门对护理教育、人事等工作进行管理。

2. 各级地方卫生行政部门的护理管理机构 各省、自治区、直辖市卫生厅（局）设有一名厅（局）长分管护理工作，负责所辖范围内的护理管理机构和人员。主要负责制定本地区护理工作的具体方针、政策、法规和护理操作标准，制定发展规划和工作计划，听取工作汇报，组织检查执行情况，研究解决存在的问题。

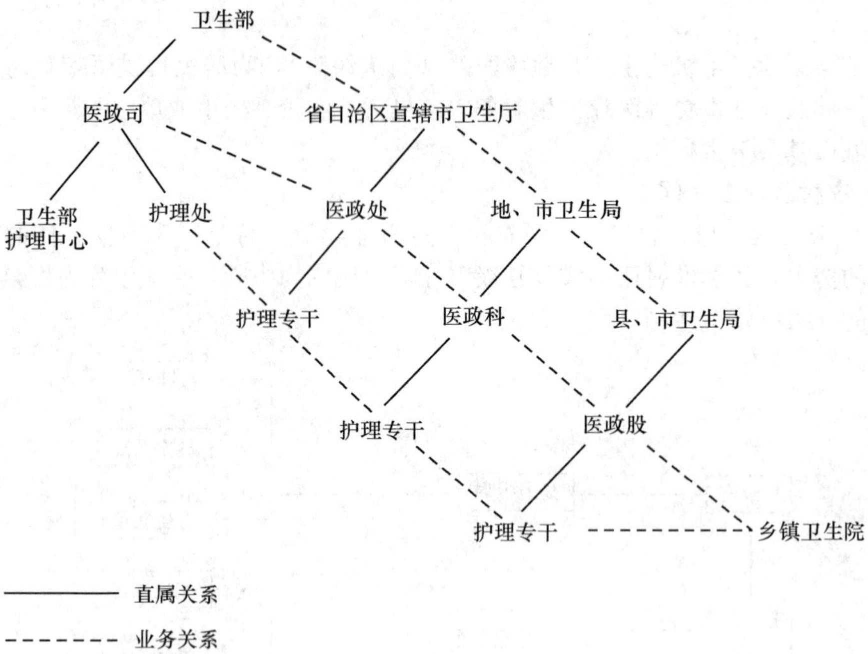

图 3-3 各级卫生行政部门护理管理组织

（二）护理管理的参谋与咨询机构

1. 中华护理学会 中华护理学会是我国护理科技工作者的学术性群众团体，隶属于中国科学技术协会，受卫生部和中国科协双重领导，并在我国各个省、自治区、直辖市成立了分会。该会设有理事会和各专业委员会，其主要任务是团结全国护理人员，繁荣和发展中国护理事业，促进护理学科出成果、出人才，积极开展国内外学术交流和新知识、新技能的培训，组织重点学术问题的探讨和科学考察，编辑出版《中华护理杂志》和其他护理学术刊物，开展对会员的继续教育等。

2. 卫生部护理中心 卫生部护理中心于 1985 年经卫生部批准成立，2000 年国家机构改革期间并入卫生部医院管理研究所，是卫生部领导全国护理工作的参谋与咨询机构。主要任务是：协助卫生部加强对护理管理、护理教育的领导和临床护理质量控制及技术的指导；组织一定范围内的护理教学师资和在职护理骨干的培训工作；收集、整理国内外护理科技情报资料；开展护理科学研究；与中华护理学会密切配合，积极开展学术活动，为我国护理学科建设提供咨询和指导。

（三）医院内的护理组织机构

1986 年卫生部在全国首届护理工作会议上提出《关于加强护理工作领导，理顺管理体制的意见》后，各级医院健全了护理管理指挥系统，实行了护理部垂直领导体制，从组织上保证了护理管理结构的健全。

根据卫生部的规定，县级及以上医院和 300 张床以上的医院设护理部，实行护理部主任、科护士长、护士长三级负责制；300 张床以下医院实行总护士长和护士长二级负责制。

第二节 医 院

一、医院的概念及任务

医院（hospital）是对广大民众或社会特定人群进行防病治病，提供诊治和护理服务的医疗事业机构。它以一定数量的病床与配套设施、医疗设备和相应的工作人员为基础，由医务人员运用医学科学理论和技术，通过集体协作，对住院或门诊病人实施诊治与护理服务。

根据卫生部颁布的《全国医院工作条例》将医院的基本任务概括如下：

1. 医疗 医疗工作是医院的中心任务。医疗工作以诊疗和护理为业务主体，并与医疗技术部门密切配合形成一个医疗整体，为病人服务。

2. 教学 医院是进行医学临床教育的重要基地，主要承担医学生在校期间的见习，毕业前的实习以及在职人员的继续教育等任务。

3. 科学研究 医院是医疗实践的场所，在医疗实践中遇到的许多问题就是科学研究的课题。通过科学研究解决医疗护理中的难题，为临床实践提供新方法、新技术，将科研成果转化为生产力，推动医学事业的发展。

4. 预防和社区卫生服务 各级医院不仅承担治疗病人的任务，还应更好地发挥预防保健功能，如开展社区及家庭卫生服务，进行健康教育；开展健康咨询、妇幼保健指导及疾病普查等工作。

医疗卫生机构标志简介

在过去的中国，不论什么医疗机构都使用“红十字”作为标志。而“红十字”标志是红十字会的专用标志，因此这种滥用行为引起了国际红十字会的异议。1996 年 1 月，国家卫生部下发了《关于启用医疗卫生机构统一标志的通知》，此后，各级各类医疗卫生机构统一使用“白十字”作为标志。

此标志为带有白边的四颗红心围绕着白十字。四颗红心分别代表卫生人员对病人及服务对象的爱心、耐心、细心、责任心。总体图形在医疗机构表示以病人为中心，在其他卫生机构表示以保护和增进人民健康为中心。

二、医院的种类

根据不同的划分方法，可将医院划分为不同的类型。

（一）按“分级管理办法”划分

根据卫生部关于实施“医院分级管理办法（试行）”的通知，医院按其功能、任务不同划分为 3 级（一、二、三级）、10 等（每级设甲、乙、丙等，三级医院增设特等）。

1. 一级医院 主要指农村乡、镇卫生院和城市街道卫生院。

2. 二级医院 主要指一般市、县医院及省辖市的区级医院以及相当规模的工矿、企事业单位的职工医院。

3. 三级医院 主要指国家、省、市直属的市级大医院及医学院校的附属医院。

（二）按收治范围划分

1. 综合医院 指设有一定数量的病床，分内、外、妇产、儿等各种专科及一些医技部门和相应人员、设备的医疗服务机构。

2. 专科医院 指防治某些专科疾病的医疗机构，如传染病医院、结核病医院、精神病防治医院以及妇产科医院、口腔医院、肿瘤医院、康复医院、胸科医院和职业病医院等。

（三）按经营目的划分

可分为非营利性医院和营利性医院。

（四）按特定任务划分

可分为军队医院、企业医院等。

（五）按所有制划分

可分为全民所有制医院、集体所有制医院、个体所有制医院和中外合资医院等。

近年来，随着医疗体制改革的推进，各级各类医院已打破原有特定服务对象和地区界限，扩大服务范围，充分利用卫生资源，为社区人群服务。

三、医院的组织结构

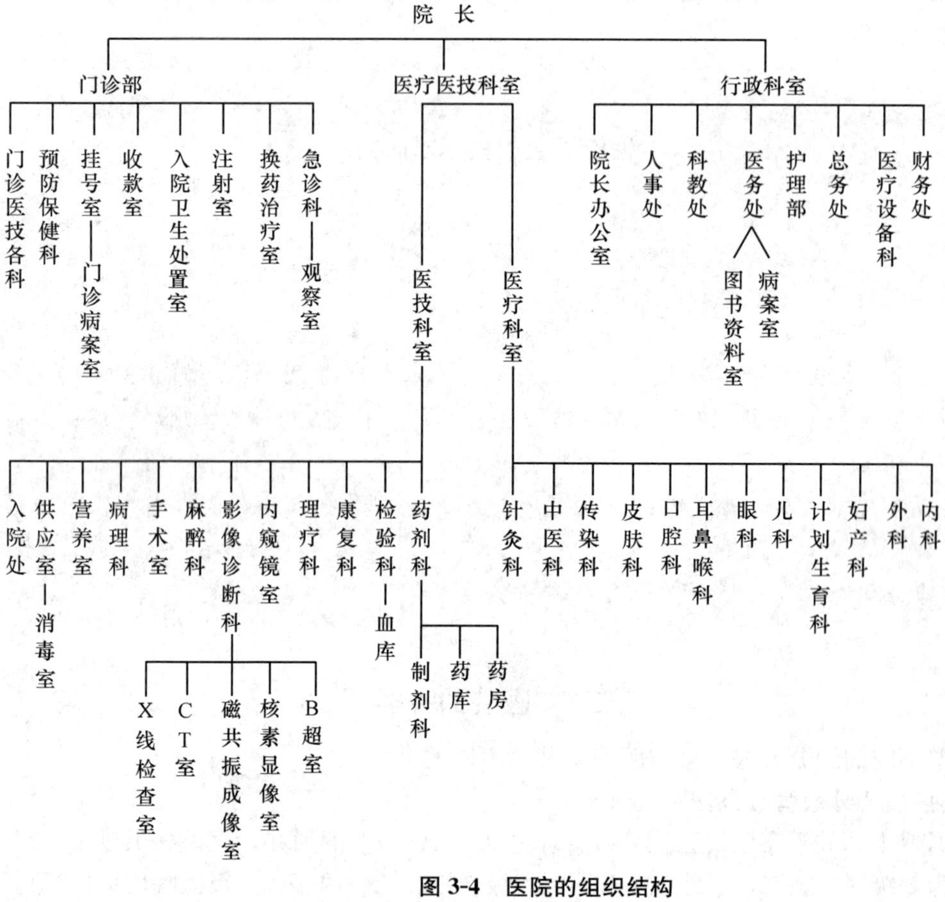

图 3-4 医院的组织结构

我国医院的组织机构设置是按卫生部统一颁布的组织编制原则规定的。虽然不同级别的医院承担的社会职能和服务功能有所不同，但根据我国的现状，大致可分为诊疗部门、诊疗辅助部门和行政后勤部门3大系统（图3-4）。

1. 诊疗部门 是医院的主要业务部门，包括内科、外科、妇产科、儿科、急诊科和预防保健科等。

2. 诊疗辅助部门 是以各科室专门的技术和设备辅助诊疗部门工作，包括药剂科、营养科、手术室、病理科等。

3. 行政后勤部门 是进行人、财、物保障的辅助部门，包括医院的各职能部门。

四、医院工作的特点

医院的工作以服务对象为中心，组织医务人员运用医学知识与技能，对病人进行诊断、治疗、预防和护理。医院工作的特点有：

1. 以病人为中心 医院应以病人为中心开展工作，满足病人的基本需要，保证病人的安全。

2. 科学性和技术性 人是一个非常复杂的有机整体，要解决病人的健康问题，要求医务人员不仅要有扎实的医学基础知识和熟练的技术操作能力，还应具备人文科学、社会科学和预防医学等方面的知识，吸收先进的诊疗方法，运用尖端技术与设备，与多学科专业人员共同协作，为病人提供优质的医疗护理服务。

3. 时间性和连续性 医院的诊疗和抢救工作要求有严格的时间性和连续性。面对病人的紧急情况，时间就是生命，因此医护人员必须分秒必争；而对病人病情的观察又必须做到连续而不间断。

4. 社会性和群众性 医院是一个开放的系统，其工作范围广泛。要满足病人、家属及社会对医疗护理的要求，需要调动各方面因素，与社会各行各业保持密切联系。因此医院的建设与发展离不开社会的配合与支持。

5. 随机性和规范性 医院因病人所患疾病种类繁杂，病情千变万化，突发事件和灾害性抢救任务繁重，医务人员随机调动较多。因此要求医院必须制定严格的规章制度，明确各级人员的岗位责任，医护人员要具有应付意外事件的能力，在医疗护理工作程序、技术操作程序方面达到规范化、标准化。

6. 医院工作是复合型劳动 医疗护理工作是脑力与体力相结合的劳动，也是创造性的劳动。要提高医疗护理质量，需要因人而异，为病人提供高质量的技术服务和人文关怀，合理治疗，减少浪费。因此医院必须重视人才培养和技能训练，充分发挥医务人员的积极性和创造性。

第三节 社　　区

一、社区概述

社区（community）是一定地域内具有某些共同特征的人群在社会生活中所形成的共同体。社区是构成社会的基本单位，社区内不同文化背景，不同生活方式、不同人生观及价值观的个人、家庭和团体联结在一起，人们彼此沟通、交流，通过共同参与社区活动，相互影响、相互援助，按照各种规章制度和道德规范，有效地维持社区的安全与稳定。

构成社区的基本要素包括：人群、地域、生活服务设施、文化背景及生活方式、生活制度和管理机构等。随着国家社会经济的不断发展和人民生活水平的日益提高，人们对健康的认识和对生活质量的追求也在不断提高，社区将在卫生服务方面发挥越来越重要的作用。

二、社区卫生服务

社区卫生服务是社区建设的重要组成部分，是社区内的卫生机构及相关部门根据本社区存在的主要问题，合理使用社区的资源和适宜技术，主动为社区居民提供的基本卫生服务。社区卫生服务是融预防、医疗、保健、康复、健康教育、计划生育技术服务等为一体的基层卫生服务。

（一）社区卫生服务的原则

1. 坚持为人民服务的宗旨 社区卫生服务要以为人民服务为宗旨，以方便群众获得基本的医疗预防保健服务和提高人民健康水平为目的。

2. 把社会效益放在首位 社区卫生服务要充分考虑群众的需要和切身利益，防止出现片面追求经济收益而忽视社会效益的倾向。

3. 以社区人群需求为导向 了解社区居民的卫生服务需求信息，改善服务态度，改革服务模式，提高服务质量，不断满足人们日益增长的多方面的卫生保健服务需求。

4. 因地制宜、量力而行 社区卫生服务的组织机构、服务内容、保障水平、服务价格等要与社会经济发展水平和群众承受能力相适应，要尊重客观实际，结合具体情况开展适宜的服务。

5. 注重结构的调整 要明确发展社区卫生服务是对现有卫生服务体系的结构性调整，重点在于转变服务观念和服务模式，充分利用现有社区卫生资源，避免低水平重复建设和卫生资源的浪费。

（二）社区卫生服务的特点

1. 广泛性 社区卫生服务的对象是社区全体居民，包括各类人群，即健康人群、高危人群、患病人群、妇女、儿童及老年人。

2. 综合性 社区卫生服务的内容由预防、保健、医疗、康复、健康教育、计划生育技术服务等综合而成，并涉及与健康有关的生物、心理、社会各个层面。

3. 连续性 社区卫生服务贯穿于生命的始终，覆盖生命的各个周期以及疾病发生、发展的全过程。社区卫生服务不会因为某一个健康问题的解决而终止，而是根据生命各周期及疾病各阶段的特点及需求，提供具有针对性的服务。

4. 实用性 社区卫生服务以满足服务对象的各种需求为宗旨，因此其服务的内容和价格，开设的时间和地点等都必须考虑实用性，以确保社区居民充分享受社区卫生服务，从而真正达到促进和维护社区居民健康的目的。

（三）我国社区卫生服务现状

我国现有的社区卫生服务组织形式多种多样，功能大致相同。目前，社区卫生服务主要依托现有的基层卫生机构，形成了以社区卫生服务中心、社区卫生服务站为主体，其他卫生机构为补充，在上级卫生机构指导下实行双向转诊的工作形式。

社区卫生服务人员主要由全科医师、预防保健师、社区护士等有关专业卫生技术人员和管理人员组成。社区卫生服务的主要内容包括：①开展社区医疗、预防、保健、康复、健康教育、计划生育技术服务等工作。②深入社区和家庭，提供综合性卫生服务，积极探索全科门诊服务。③开展科普教育工作。④环境、职业健康与安全管理。⑤传染性与感染性疾病的预防和控制。⑥妇女、儿童及中老年人心理卫生与精神保健工作。

社区卫生机构标志简介

我国为规范社区卫生服务机构管理，统一了社区卫生服务机构标识，方便居民识别。该标识以人、房屋和医疗卫生机构标识形状为构成元素——三口之家代表健康家庭，家庭和房屋组成和谐社区，与医疗卫生机构的四心十字组合表示社区卫生服务机构，体现了社区卫生服务以人的健康为中心、家庭为单位、社区为范围的服务内涵及以人为本的服务理念。标识图形中还含有两个向上的箭头，一个代表社区居民健康水平不断提高，一个代表社区卫生服务质量不断改善，展示社区卫生服务永远追求健康的目标。标识的整体颜色为绿色，体现社区的健康与和谐。

三、社区护理

社区护理（community health nursing），又称为社区卫生护理或社区保健护理，是将公共卫生学与护理学相结合，借助有组织的社会力量，对个人、家庭及社区提供连续的、动态的和综合的服务。

（一）社区护理的特点

1. 以健康为中心　社区护理的主要工作目标是预防疾病，促进和维护社区人群的健康。社区护理在帮助社区居民解决现存的健康问题的同时，更关注潜在的健康问题并进行积极主动的预防，减少人群的发病率，从根本上提升人们的健康水平。

2. 面向整个社区人群　社区护理的对象是社区全体人群，包括健康人群和患病人群。

3. 社区护士具有高度的自主性　在社区护理过程中，社区护士往往需要深入家庭，单独面对服务对象，面临不断变化的健康问题，独自做出处理决定。

4. 与各方面合作的协调性　社区护理的内容及对象决定社区护士在工作中不仅要与卫生保健人员密切合作，还要与社区居民、社区管理人员等密切协调。

（二）我国社区护理的现状

社区护理在我国起步较晚，现阶段，我国政府正积极探索，逐步建立和完善社区护理体系，加大社区护理人才的培养力度。目前，我国的社区护理工作在一些大城市已初具规模，如设立家庭病床、开设护理专家门诊、开通护理咨询热线电话、定时定期上门开展医学教育、护理服务等。主要的服务内容包括：①社区人群健康教育。②为社会和家庭提供护理技术与护理服务。③预防和控制传染性疾病与感染性疾病。④社区环境、职业防护与家居安全的管理。⑤社区儿童、妇女、中老年人预防保健。⑥社区人群心理卫生。⑦院前急救护理。⑧临终关怀及护理。⑨社区居民健康档案的建立与管理。

（黄丽君）

思考题

1. 医院是对广大民众或社会特定人群进行防病治病，提供诊治和护理服务的医疗事业机构，也是我国医疗卫生服务体系的重要组成部分。

问题：

（1）医院的任务包括哪些？

（2）医院按不同划分条件可分为哪些类型？

2. 一个国家的医疗卫生服务体系的建设与发展，直接关系到人民健康、社会稳定和经济发展。

问题：

（1）我国医疗卫生服务体系是如何分类的？

（2）城市医疗卫生网络包括哪些？

3. 社区卫生服务是社区建设的重要组成部分，是社区内的卫生机构及相关部门根据本社区存在的主要问题，合理使用社区的资源和技术，主动为社区居民提供的基本卫生服务。

问题：

（1）社区卫生服务的原则是什么？

（2）社区卫生服务的特点有哪些？

第四章　护理学的基本概念

学习目标

知识目标：

1. 熟悉“人对自身健康有所追求”的涵义；人的内、外环境；“人与环境相互依存”、“环境与人的健康有密切关系”的涵义；“健康受多方面因素的影响”的涵义；“护理是科学、艺术与爱心的结合”、“护理是助人的活动”的涵义。

2. 掌握“人是一个整体”、“人是一个开放系统”、“人有基本需要”的涵义；“健康是个体生理、心理、社会等方面的完好状态”、“健康和疾病是动态、连续的过程”的涵义；护理的概念、“护理是一个过程”的涵义。

素质目标：

1. 正确理解护理学的四个基本概念，树立整体人、整体护理的观念。

2. 正确认识护理专业，树立正确的专业思想和牢固的以服务对象为中心的服务观念。

护士小王和小李在上学时是同班同学，毕业后小王进入市里的一所大医院当护士，而小李则到一个社区卫生服务中心工作。

小王所在的内分泌科病人非常多，她每天都很忙。而小李的工作也不轻松，经常要在社区进行健康宣教。前段时间，她在一个小区进行糖尿病知识宣教时遇到了刘阿姨。刘阿姨今年69岁，平素自我感觉身体很好，极少去医院做体检。在和刘阿姨聊天时小李建议她去医院检查身体。后来医院的检查结果显示刘阿姨的血糖高，需要住院治疗以控制血糖。在住院期间小王作为她的责任护士对她进行了精心的护理并给她讲了很多有关糖尿病的知识。1周后，刘阿姨的血糖降到了正常水平，她该出院了。在出院前，小王联系到了刘阿姨的社区卫生服务中心的工作人员小李，和她一起制定刘阿姨出院后的护理计划。

出院后，因为已经知道了糖尿病的相关知识，再加上有小李的护理，刘阿姨的生活并没有因为患糖尿病而受到太大的影响，她的血糖一直控制得很理想。

问题：

1. 随着医学模式和健康观念的转变、护士工作范围的扩展，护理的服务对象发生了什么样的变化？

2. 护理工作的任务已不仅是帮助病人恢复健康，而是延伸到帮助健康人增进健康。那么作为护士应该如何理解健康？

20世纪70年代后，随着精神病学、心理学、社会学、行为医学等学科的迅速发展，人们逐渐开始重视心理、社会、环境等因素对健康的影响，并由此提出了新的医学模式，即生物-心理-社会医学模式，同时在此基础上加深了对护理学的认识，护理学逐渐发展成为一门独立的学科。

任何一门学科的形成都是建立在一定的理论基础之上的，而理论则是由相关的概念来表达。人、环境、健康和护理构成了现代护理的框架概念，它的形成反映了护理知识体系的发展和完善，使护理朝自主性、科学性、独立性的方向发展，并为护理实践、教育、科研和管理提供了科学依据。

第一节 人

护理学研究和服务的对象是人，人是护理学范畴中最核心的概念。对人的认识是护理理论和实践的基础，它影响护理理论的发展，并决定护理工作的任务和性质。对护士而言，正确认识和理解人的概念和内涵对提供专业的护理服务是非常重要的。

一、人是一个整体

（一）整体的概念

整体指按照一定方式、目的有秩序排列的各个要素（个体）的有机集合体。整体的概念主要强调两方面：

1. 组成整体的各要素相互作用、相互影响。任何一个要素发生变化都将引起其他要素的相应变化。

2. 整体的功能大于各个要素功能的简单相加，整体功能的发挥依赖于各要素功能的正常运转。

（二）人是一个整体

1. 人是由生理、心理、社会、精神、文化等方面组成的统一整体 人首先是由器官、系统组成的受生物学规律控制的生物体，但人又不同于动物，是一个有思维、有情感、能从事创造性劳动，过着社会生活的社会人。因此人具有生物和社会的双重属性，是由生理、心理、社会、精神、文化等方面组成的统一整体。

组成整体人的各要素之间相互作用，相互影响，任何一方面的功能失调都会在一定程度上引起其他方面的功能变化，而对整体的人造成影响，如生理的疾患会影响人的情绪和社会活动，心理压力和精神抑郁也会造成生理的不适，因此只有各方面功能的正常运转，才能促进人体整体功能的发挥，从而使人获得最佳的健康状态。因而护理的对象不是“疾病”，而是一个整体的人。护士在护理实践中应着眼于人的整体，从人的生理、心理、社会、精神、文化等方面评估病人存在的健康问题，给予帮助和指导。

2. 护理中的人包括个人、家庭、社区和社会4个层面 随着护理学科的发展，其服务范畴与服务内容都在不断深化和扩展，护理的服务对象也从单纯的病人扩大到健康的人。由于人是家庭的组成部分，而家庭又是社区和社会的组成部分，因此护理中的人包括个人、家庭、社区和社会4个层面。护理的最终目标不仅是要维持和促进个人高水平的健康，而且还要面向家庭、面向社区，最终提高整个人类社会的健康水平。

二、人是一个开放系统

开放系统指与周围环境不断进行物质、能量和信息交换的系统。人作为自然系统中的一个子系统，不仅内部各系统之间不断地进行着物质、能量和信息的交换，同时人作为一个整体还要不断地与周围环境进行物质、能量和信息的交换。例如，人不断地从外界摄入食物和向外排泄废物，不断地从外界获取信息形成自己的思想并向外界表达自己的观点和态度，所以，人是一个开放系统。

人生命活动的基本目标是保持机体的平衡，这种平衡包括机体内部各子系统之间的平衡以及机体与环境之间的平衡。强调人是一个开放系统，提示在护理工作中不仅要关心机体各系统或各器官功能的协调平衡，还要注意环境对机体的影响，这样才能使人的整体功能更好地发挥和运转。

三、人有基本需要

需要又称需求，可解释为“个体对事物的欲望或要求”。作为社会生物体，人在生命过程中有着各种各样的需要。尽管每个人的需要都具有独特性，但有些需要却是人所共有的，是维持生存和健康所必需的，如对空气、食物、休息、活动、情感等的需要。这些需要被称为人的基本需要。美国心理学家马斯洛（Maslow AH）将人类的基本需要归纳为5个层次，即生理的需要、安全的需要、爱与归属的需要、尊重的需要和自我实现的需要。

为了生存、成长和发展，人的基本需要必须得到满足。需要的满足程度与个体的健康水平密切相关。只有当需要得到满足时，人才能保持身心平衡，维持健康；反之，当需要得不到满足，人可能会出现焦虑、紧张、愤怒等负性情绪，甚至威胁其生命。

通常，一个健康的成人能够独立地满足自身需要，但是当人患病时，情况就发生了变化，一方面，疾病可导致人的某些需要增加；另一方面，人满足自身需要的能力会遭到削弱，这样便出现了需求和能力间的不平衡状态，因此需要护士的介入。

护士应充分认识人的基本需要，能够预测病人未被满足的基本需要，并能运用不同方法予以满足，以维持和促进其健康。

四、人有自理能力并对自身健康有所追求

人有不同程度的自我护理能力并且都希望自己拥有健康的身体和健全的心理状态。因为人有学习、思考、判断和调适能力，能通过调节机体的内外环境以适应环境的变化；同时人对于维持和促进自身健康负有责任；另外，人又有自我决定的权利，这就决定了人具有通过不同方式维护健康的潜能。因此，人不是被动地等待治疗和护理，而是主动寻求有关的健康信息，积极参与维护健康的过程。如人患病后会努力恢复健康，这种需求和责任，并不能完全由医务人员替代。

护士应充分认识并调动人的主观能动性，挖掘其潜能，通过健康教育等方式帮助病人恢复或增强自理能力，这对预防疾病、促进健康十分重要。

第二节　环　　境

多年来人类从实践活动中得出结论，环境污染危害人的健康，人类需要清洁、舒适、

安静、优美的生活和工作环境。而且随着经济发展和生活水平的提高，人对环境质量的要求也越来越高。作为人类健康的卫士，护士有责任和义务学习和掌握有关环境的知识，了解环境与健康的关系，并运用所学知识开展健康教育以保护和改善人类生活的环境，以便有效地完成护理的基本任务——促进健康、预防疾病、恢复健康、减轻痛苦。

一、人的内、外环境

环境（environment）是影响人类生存和发展的各种自然因素和社会因素的总和。

护理理论家罗伊（Roy）把环境定义为“围绕和影响个人或集体行为与发展的所有因素的总和”，韩德森（Henderson）认为环境是“影响机体生命与发展的所有外在因素的总称”。世界卫生组织（WHO）认为环境是“在特定时刻由物理、化学、生物和社会各种因素构成的整体状态，可能对生命机体或人类的活动直接或间接地产生现实或远期的影响”。由此可见，环境与人类的健康有着非常密切的关系。

人是自然的、开放的系统，所有有生命的系统都有一个内环境和围绕在其周围的外环境。

（一）内环境

内环境包括人的生理环境和心理环境两个方面。第一个描述人的内环境的人是法国生理学家伯纳德。他认为，一个生物体要生存，就必须努力保持其内环境处于相对稳定状态，其后有许多科学家致力于人体内环境的研究。

1. 生理环境 指人的生理状态，如人体内的呼吸系统、循环系统、消化系统、泌尿系统、神经系统等都属于内环境中的生理方面。为了使内环境保持一种动态的相对稳定状态，机体的循环、呼吸、消化、排泄等生理功能之间必须不断地进行调节。大量研究表明这种调节是在人体无意识状态下，依靠机体的各种调节机制，如神经系统和内分泌系统的功能来控制和维持，从而使内环境处于一种相对稳定的状态。

2. 心理环境 指人的心理状态，如情绪、情感、思维和思想等。通常来说，一方面疾病会对人的心理活动产生影响，另一方面，一些心理因素也是许多疾病（如溃疡、高血压等）的致病因素和促发因素，导致器官产生一系列的病理生理变化。此外，心理因素对疾病的进程、治疗效果、病人配合治疗的程度、疾病的预后以及病人和家属的生活质量等都会产生不同程度的影响。

（二）外环境

人的外环境由自然环境和社会环境组成。外环境包括一切对生物体有影响的外界事物。此外，与护理有关的环境还包括治疗性环境。

1. 自然环境 自然环境即生态环境，指存在于人类周围自然界中各种因素的总称，它是人类及其他一切生物赖以生存和发展的物质基础。自然环境包括物理环境（如空气、阳光、水、土壤等）和生物环境（如动物、植物、微生物等）。在我国，随着经济快速增长，人们的物质生活水平得到迅速的改善和提高，但同时也承受着环境污染的困扰。由于环境和人类的健康息息相关，这就使得护士有责任和义务通过各种渠道和运用各种方式去宣传和影响个体和群体，使他们意识到保护环境的重要性。

2. 社会环境 社会环境是人们为提高物质和文化生活而创造的环境。它包括政治制度、经济水平、文化、宗教和社会安全等方面。一个社会的政治、经济及文化的发展状况，人们生活水平及文化素养等因素会对社会环境产生影响。另外，物理环境也会在一定程度上影响社会环境。社会环境中同样也存在许多危害健康的因素，如人口过度增加、文化教育落后、人际关系不协调、医疗保健体系不完善等，都会直接或间接地影响人类的健康。良好的社会环境是保障人类健康的决定性因素。

3. 治疗性环境　治疗性环境是专业人员在以治疗为目的的前提下创造的一个适合病人恢复身心健康的环境。它包括良好的人际关系和安静、整洁、舒适、安全的物理环境等。人在生命过程中都有机会接触医疗环境，是否强调在医疗环境中为病人提供治疗性环境，不仅会影响病人在就医期间的心理感受，还会影响疾病恢复的进程和程度。因此，为病人提供一个安全、舒适、优美的适合休养的治疗性环境是十分必要的。治疗性环境应主要考虑以下两方面：

(1) 安全：治疗性环境应首先考虑病人的安全，这就要求医院在建筑设计、设施配置以及治疗护理过程中加强安全防护，以防意外事件的发生。如医院的建筑、布局应符合有关标准，安全设施应齐备完好，以避免病人发生损伤；应建立院内感染监控系统，健全有关制度以避免发生院内感染；工作人员应耐心热情地对待病人，建立良好的人际关系以增加病人的心理安全感。

(2) 舒适：舒适首先与医院良好的物理环境相关，包括温度、湿度、光线、噪音的适量控制与清洁的维持，舒适也源于医务人员优质的服务和良好的服务态度。此外，优美的环境布置也可为病人带来舒适。

人生活在各种环境中，人的生理环境、心理环境、自然环境和社会环境相互影响、相互制约，任何一方面出现问题，都会影响人的健康，因此要充分考虑环境因素对人的影响。

二、人与环境相互依存

人的一切活动都离不开环境，任何人都无法脱离环境而生存和发展。人与环境关系密切还体现在人与环境相互作用、相互依存。从生物圈这个大的生态系统来看，人只是其中的一个组成部分，与其他生物之间互为环境，并相互作用、相互依存。如植物光合作用需要的二氧化碳来自人和动物呼出的废气，而光合作用释放的氧气是人和动物呼吸所必需的。由于环境是动态和持续变化的，人必须不断地调整机体内环境，以适应外环境的变化；同时，人又可以通过自身力量来改变环境以利于生存。

三、环境与人的健康有密切关系

环境与人的健康息息相关。环境质量的优劣影响着人的健康，良好的环境能够帮助病人康复，促进人的健康；不良的环境则对人的健康造成危害。如气温过高易导致中暑，气温过低容易发生冻伤和呼吸道疾病；污染的空气会影响肺功能并增加慢性支气管炎、支气管哮喘及肺癌的发病率。

人为的生产活动造成的环境破坏对人类健康的威胁比自然环境因素更为严重，这就要求人们在改造自然的同时，要有环境保护意识，自觉地保护生存环境，使人类与环境和谐发展，维持一个动态平衡状态，使环境朝着有利于人类健康的方向发展。

护理的基本任务是“促进健康、预防疾病、恢复健康、减轻痛苦”，而环境作为影响人类健康的一个重要因素越来越被人们所重视，因此，护士应掌握有关环境与健康的知识，为保护环境、维护和促进健康发挥应有的作用。

第三节 健 康

健康是生命存在的正常状态，是人类的基本要求和权利。希波克拉底（Hippocrates）曾说过，健康是人生最可贵的。伦敦首任卫生官西蒙（Simon）认为人的第一权利是健康权。可见，健康是人类共同追求的目标。护理是为个人、家庭和社区提供卫生保健服务的专业，主要宗旨是帮助人们预防疾病，恢复、维持和促进健康，从而使每个人都尽可能地保持最佳的健康状态。

一、健康是个体生理、心理、社会等方面的完好状态

健康（health）是一个复杂、多维、综合且不断变化的概念，在古代英语中有强壮（hale）、结实（sound）和完整（whole）的意思。对健康的理解受年龄、社会经济地位、教育程度、经验、自我照顾能力、风俗习惯、价值观等因素的影响。有人认为健康就是没有疾病；有人认为健康是人们感到身体舒适；也有人提出健康是人体正常的生理、心理活动。

1948年，世界卫生组织（WHO）对健康所下的定义为：健康不但是没有疾病和身体缺陷，还要有完整的生理、心理状态和良好的社会适应能力。此定义把健康与人类充实而富有创造性的生活联系起来，揭示了健康的本质，指出健康所涉及的各个方面，强调了人的心理状态和社会适应能力，得到了人们普遍的接受。

1978年，WHO又在《阿拉木图宣言》中重申“健康不仅是疾病与羸弱的匿迹，而且是身心健康和社会幸福的完美状态”，并再次提出了“健康是基本人权，达到尽可能的健康水平是世界范围内的一项重要的社会性目标”。

1989年，WHO又提出了“道德健康”的概念，强调健康不仅是没有疾病，而且还包括躯体健康、心理健康、社会适应良好和道德健康。此概念重点强调从社会公共道德出发维护人类的健康，要求每个社会成员不仅要对自己的健康负责，而且还要履行应尽的对他人、对社会的义务，不以损害他人的利益来满足自己的需要，以道德健康促进整个身心健康。WHO的健康定义把健康的内涵扩展到一个新的认识境界，对健康认识的深化起到了积极的指导作用。

从WHO的健康定义可以看出健康是反映整体状态的概念，人的健康包括生理、心理和社会等方面，任何一方面不正常均会影响整体的健康。例如，有些人虽然没有生理疾患，但精神不愉快、抑郁、沮丧、人际关系紧张，同样是处于不健康的状态。护士应根据每个服务对象不同的健康状态，通过正确评估以实施全方位的整体护理。

亚健康状态

亚健康状态是近年来国内外医学界提出的一个新概念。此概念建立在世界卫生组织（WHO）的现代综合健康观之上，指个体处于健康与疾病的边缘状态，临床检查无明显疾病，但机体各系统的生理功能和代谢过程活力降低。表现为身心疲劳，创造力下降，并伴有自感不适症状。

引起亚健康状态的因素有：

1. 脑力和体力超负荷 现代社会竞争激烈，人的脑力及体力长期超负荷运作，身体的主要器官长期处于透支的非正常状态。

2. 心理失衡 心理压力大，精神过度紧张、情绪不稳定等引起睡眠不佳，甚至影响神经、内分泌系统的功能，进而影响机体各系统的正常生理功能。

3. 不良的生活习惯 热量摄入过多或营养不全，吸烟、酗酒等都可导致代谢的紊乱。

4. 疾病前兆，心脑血管疾病、肿瘤等疾病的前期 人体在发病前相当长的时间内不会出现任何器质性病变，但在功能上已经出现了障碍，如胸闷、气短、头晕、失眠、健忘等。

5. 衰老 由于人体老化，出现体力不足、精力不支、神经的适应力减弱等。

6. 人体生物周期中的低潮 即便是健康人，也会在特定的时期内处于亚健康状态。

二、健康和疾病是动态、连续的过程

（一）疾病的概念

1989 年，《辞海》将疾病定义为："疾病是人体在一定条件下由致病因素引起的一种复杂而又有一定表现形式的病理过程。这时，人体正常的生理活动受到不同程度的破坏，表现为对外界环境变化的适应力降低，劳动能力丧失或受到限制并出现一系列的临床症状"。人们对疾病的认识是一个不断发展的过程，主要观点有以下几种：

1. 疾病是鬼神附体 这是在古代生产力低下和认识能力有限的情况下出现的疾病观。这种观点认为世间存在一些超自然的力量，疾病是鬼神附体，因而出现了一系列与鬼神作斗争以治疗疾病的方法。

2. 疾病是机体阴阳的失衡 这是在原始朴素的自然观指导下对疾病的认识。中国传统医学将人体划分为阴阳两面，阴阳协调则健康，阴阳失调则患病，治疗的任务在于促使阴阳协调。几乎是在同一时期，古希腊医学家希波克拉底（Hippocrates）创立了"液体病理学"，他认为人的健康取决于四种基本流质，即血液、黏液、黑胆汁和黄胆汁，疾病是这四种流质非正常的混合与污染的结果。这些以古代朴素的唯物论和辩证观为基础的疾病理论，虽然幼稚，并带有一定的主观猜测性，但能将疾病的发生同人体的某些变化联系起来，对医学的形成和发展有着重大而深远的影响。

3. 疾病是由医生治疗的、不符合人类需要的一种状态 这是近代医学较为早期对疾病的认识，也是在人群中广泛流行的一种疾病观。此定义只是从外围方面考虑疾病，未涉及疾病的本质特征，因而不是科学的疾病定义。

4. 疾病是不适和疼痛 此观点是建立在疾病症状的基础上，注重实践，它只能反映疾病某一方面的特征，因而比较片面。

5. 疾病是社会行为特别是劳动力的丧失或改变 这是从社会学角度对疾病的定义，没有从疾病本身固有的特点出发，仅以疾病的社会后果作为判断依据，因而也较片面。

6. 疾病是机体功能、结构、形态的异常 这是在生物医学模式指导下一个极具有影响力的疾病定义，是人类长期追求对疾病本质的认识和近代自然科学发展的必然结果。在此疾病观的指导下，许多疾病的奥秘都从本质上得到揭示，使人类在疾病的征服进程中取得了巨大的进步。然而这个定义也有其自身的局限性，突出表现在无法解释一些无结构、功能与形态改变的疾病，如精神性疾病。此外，这种疾病观强调疾病在机体局部功能、结构或形态上的改变，忽视了机体的整体性。

7. 疾病是机体内稳态的破坏 这是在整体观的影响下对疾病所作的解释，它认为所有生命都是以维持内环境的稳态为目的，疾病则是这种稳态的破坏。这种将疾病视为机体恒定状态的破坏，用整体的观点取代局部的观点，是疾病认识史上的一大进步。

综上所述，人类对疾病的认识是一个不断发展的过程，对疾病本质的认识渐趋全面且日益深入。

（二）疾病的影响

疾病不是一个独立的事件，每个人在其生命过程中都要面对疾病。人患病后，病人本身及其家人都必须面对疾病及治疗所带来的变化与影响。通常情况下疾病对个人、家庭及社会可能会产生如下影响：

1. 对个人的影响 疾病对个人的影响可分为积极和消极两个方面。

（1）积极的影响：当人患病成为病人后，疾病对病人产生的积极影响包括两方面，一是人患病后进入病人角色，可暂时解除某些家庭及社会责任而安心休养；二是由于有了本次患病的经历，病人会吸取本次患病的教训，提高警觉性并更加爱护自己的身体。另外，患病后人的身体和精神都会受到一定的刺激，心理压力增加，面对刺激和压力，病人会积极调动自身潜能去应对并进行主动防御和调整。

（2）消极的影响：疾病会使人产生身心各方面的不舒适感，不仅个人的日常生活、工作及活动会受到影响，个人的行为、情绪也会发生改变，同时还有可能会陷入经济上的困境。此外，生病也可能会使个人与家属、亲友的关系发生紊乱，引发人际关系危机。

2. 对家庭的影响 家庭成员中任何一个人患病，对整个家庭都是一个冲击，疾病对家庭的影响要依据病人在家庭中的角色与地位而定。

（1）经济的影响：人患病后需要去医院就诊和治疗，这样就会增加家庭开支，家庭的经济状况会受到影响。若病人为家庭的主要经济来源者，患病会使家庭的经济来源出现问题，更加重家庭的经济负担。因此，有的病人为减轻家庭的经济负担，治疗不彻底就出院甚至放弃治疗。

（2）精神及心理的影响：当一个人患病，特别是患有严重疾病时，家庭中的其他成员需要投入较多的时间和精力去照顾病人，这使得家庭成员的负担增加，并产生一定的心理压力。同时，由于病人患病后会出现许多心理反应，有时甚至出现一些异常行为，这也会对家庭成员造成精神和心理负担。另外，病人患病后，其家庭角色功能需要由其他家庭成员来承担，这会加重家庭成员的精神和心理负担。特别是如果病人所患的是传染病，尤其是性传播疾病，家庭成员的精神心理压力就更大，甚至会导致家庭的破裂和解体。

（3）情绪的影响：当一个人身患重病或不治之症时，其家庭成员的情绪会受到极大的影响，会出现许多情绪反应，如情绪低落、沮丧、气恼、忧郁、悲伤、绝望等。

3. 对社会的影响

（1）对社会经济的影响：诊断和治疗疾病都要耗费一定的社会医疗资源。疾病对整个社会经济会造成巨大的影响，据上海医科大学胡善联教授等人的一项调查显示：1990 年我国国民生产总值（GDP）为 17695 亿元，同年由于疾病所造成的社会经济损失高达 5463.6 亿元，相当于 GDP 的 31%。其中由于伤残或失能所带来的社会经济损失达 3864.4 亿元，占总经济损失的 47%。由此可见，疾病不仅会对个人和家庭产生重大的影响，对社会经济的影响同样不可忽视。

(2) 对社会健康状况的影响：个人患病也是一个社会问题。疾病会导致伤残或失能，使患病者工作时间减少，甚至降低或失去工作能力，从而影响社会生产力。一些疾病的出现甚至会对整个社会的健康状况造成危害，引发社会恐慌。

(三) 健康与疾病的关系

健康和疾病都是人生命过程中最令人关注的现象，对于健康和疾病的关系，有以下几种观点：

1. 过去多认为两者各自独立且相互对立，即为一种“非此即彼”的关系。

2. 20 世纪 70 年代，有人提出健康与疾病是连续统一体的观点。如果将人的健康与疾病比作一根轴（图 4-1），轴上的任何一点都是个体生理、心理、社会等诸多方面的综合表现，轴的一端是最佳健康，另一端是死亡，健康和疾病是一个连续的过程。一个人的健康状况在健康与疾病轴上的位置不是静止不动的，而是在不断的动态变化之中。如某人某日感觉身心舒畅，精力充沛，其健康状况偏向于最佳健康；另一日因熬夜出现头晕目眩、注意力不集中等情况，则其健康状况为健康不良；经过休息和调整，不适症状消除，精力恢复，则为健康良好。

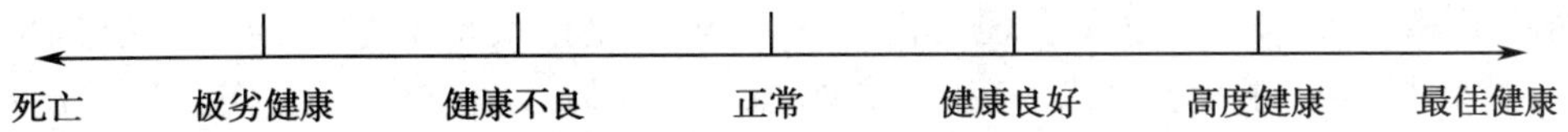

图 4-1　健康与疾病轴示意图

3. 现在多认为健康与疾病可在同一个体身上同时并存，即一个人可能在生理、心理、社会某个方面处于低水平的健康甚至疾病状态，但在其他方面却是健康的，如某些残疾人，经过康复治疗和护理，充分发挥其尚存的功能，成为残而不废的有用之人，仍能达到他们最高的健康水平。另外，健康和疾病之间有时很难找到明显的界限，存在过渡形式。因此，对健康状况进行评估时只能使用相对性的词语，没有绝对的健康或疾病状态。

护理的工作范围包括健康的全过程，即从维护最佳健康状态到帮助濒临死亡的人平静、安宁、尊严地死去。

三、健康受多方面因素的影响

每个人对健康都会有自己的看法和信念，社会背景、经济水平、文化观念等会影响人们对健康的理解和认识，并进一步影响其维持和促进健康所采取的行动及所采用的生活方式，因此影响健康的因素是多方面的。为了有效地维护和促进人类的健康，护士应正确认识影响健康的各种因素，帮助人们建立现代健康观，采取健康的生活方式以及科学的促进健康的行为。

影响健康的因素归纳起来主要有以下 3 方面：

(一) 生物因素 (biological factors)

作为具有生物属性的人，其全部生命活动都依附在生物躯体上。因此，生物因素是影响人类健康的主要因素，包括生物性致病因素和遗传因素。

1. 生物性致病因素 如各种病原微生物可引起传染病、寄生虫病和感染性疾病。虽然现代医学已经找到了某些控制生物性疾病的方法，如预防接种、合理使用抗生素等，但病原微生物的危害依然存在，在某些发展中国家甚至还相当严重。而且，新型病原微生物如 H_1N_1 型病毒、SARS病毒、艾滋病病毒等的不断出现，给人类健康提出了新的挑战。

2. 遗传因素 如生物遗传因素可导致人体发育畸形、内分泌失调、代谢障碍和免疫功能异常等。遗传因素是影响人类健康的生物因素中最重要的一种。遗传性疾病种类多，发病率高，而且许多疾病目前尚无有效的治愈方法，给社会、家庭、伦理、法制和医疗带来很多难题。目前主要在提倡科学婚配、婚前体检、优生优育等方面运用法律手段和宣传教育等方式加以控制，以减少遗传病的发生。

（二）心理因素（psychology factors）

人的心理活动是在生理活动的基础上产生的，反过来，由心理活动产生的情绪、情感变化能够通过神经系统引起机体产生生理、生化方面的变化。

1. 积极良好的心理状态能够有效地促进健康 良好的情绪有助于保持心态的平衡，提高机体免疫力，促进健康，延缓衰老。我国很多养生长寿的箴言中把“淡泊、宁静”放在保持健康的首位。有些疑难杂症只要病人保持良好的心态，采取积极的应对方式，有时能起到药物难以达到的效果。

2. 消极不良的心理状态损害健康 不良的情绪情感长期作用会引起激素分泌失调，免疫功能下降，机体的代谢和生理功能发生变化，导致疾病的发生或增加疾病的发病概率。《黄帝内经》中提到“怒伤肝，喜伤心，思伤脾，忧伤肺，恐伤肾”，认为由心理因素导致的情绪紊乱可引发多种疾病，如焦虑、忧郁、恐惧等情绪因素可引起人体各系统功能的失常，导致失眠、血压升高、食欲下降、心率加快、月经失调等症状并进一步影响疾病的发生、发展和转归。现代人生活在一个充满竞争，充满压力的社会中，如何保持一个良好的心态，以维护和促进自身的健康，是我们每个人都要认真思索的问题。

（三）环境因素（environmental factors）

人类在不断变化的环境中生存和发展，环境对人类健康影响很大，除一些遗传性疾病外，几乎所有的疾病和人类的健康问题都与环境因素有关。影响健康的环境因素包括自然环境和社会环境。

1. 自然环境 人通过摄取自然环境中有益于健康的物质来维持生命活动，同时，自然环境中也存在着许多危害人类健康的因素，如水质污染，空气中一氧化碳、二氧化硫浓度过高，水土流失、洪涝灾害、厄尔尼诺现象，粮食蔬菜中农药残留等。有些地方性疾病已经被证实与当地的水质、气候和土壤成分有关。

2. 社会环境 人生活的社会环境同样会直接或间接地影响着人的健康，并在很多方面对健康起着决定性的作用，良好的社会环境能促进人的健康，而不良的社会环境则可导致人患病。与健康有关的社会环境包括：

（1）社会政治制度：一个国家或政府的政治制度，对公民的健康会产生很大的影响，它包括社会支持系统、立法、资源分配制度、劳动制度、劳动强度等。社会政治制度决定一个国家的卫生保障制度是否完善，政府是否将公民的健康权放在重要位置，是否积极采取措施促进公民健康。

（2）社会经济因素：社会经济状况与个人经济条件的好坏直接影响人们的健康水平。经济因素是通过一些与健康有关的其他社会因素，如生活条件、工作条件和卫生保健设施等影响人们的健康。社会经济水平的提高，卫生经费投入的增加，卫生保健设施的改善等都将促使公民整体健康水平的提高，同样个人经济条件的改善也会使得投向预防保健的费用相应增加。

（3）社会文化因素：包括人们的文化素质、价值观念、受教育程度、风俗习惯、宗教信仰，也包括文化娱乐、新闻、出版、影视等大众媒介。文化因素是通过影响人的健康意识间接影响人的健康，与健康相关的文化因素包括对健康价值的认知，对疾病症状的感知，治疗方式的偏爱、对卫生服务的反应等。

（4）生活方式：是指人们因长期受一定文化、经济、社会、风俗、规范，尤其是家庭影响而形成的一系列生活习惯、生活制度和生活意识。每个人都会根据环境及个人意愿选择自己的生活方式，包括饮食、作息及减压方式等。良好的生活习惯和行为对健康有促进作用；不良的生活习惯和嗜好会给健康带来危害。研究表明，许多疾病与不良的生活方式和生活习惯有关，如暴饮暴食、吸烟、酗酒、吸毒、药物依赖、体育锻炼和体力活动过少、生活工作紧张、娱乐活动安排不当等。

健康的4大基石

1992年，世界卫生组织（WHO）在加拿大维多利亚召开的国际心脏健康会议上，发表了庄严的《维多利亚宣言》，提出了健康的4大基石。

一、合理膳食

概括为“五个数字——1、2、3、4、5”。

“1”：每天1杯牛奶，确保250mg的钙。

“2”：每天250～350g的碳水化合物，相当于5～7两的主食。

“3”：每天吃3～4份高蛋白食物。

“4”：指4句话：有粗有细，不甜不咸，三四五顿，七八分饱。

“5”：500g的蔬菜和水果，能减少癌症发病率一半以上。

二、适量运动

三、戒烟限酒

四、心理平衡

（5）医疗卫生服务体系：指社会医疗卫生制度和设施的完善状况。社会应有良好的医疗服务和卫生保障体系，有必需的药物供应，有健全的疫苗供应系统，有充足的医疗卫生人员等。医疗卫生服务系统的主要工作是面向个人和社会提供广泛的疾病预防、促进健康的医疗和康复服务，提高居民的健康水平。当医疗卫生服务系统中存在一些不利于维护、增进健康的因素，如医疗资源布局的不合理，初级卫生保健网络的不健全，重治疗轻预防的错误倾向和医疗保健制度的不完善等，加上健康观念落后、医疗质量低劣、误诊漏诊、交叉感染、服务质量差等，都会直接危害人们的健康。

第四节 护 理

护士只有对护理有一定的认识和理解，才能不断地培养自己的专业素质，并在健康照护体系中发挥好自己的角色功能。

一、概 述

（一）护理的概念

护理的英文为“nursing”，源于拉丁文“nutricius”，原意为抚育、扶助、保护、照顾幼小等。随着护理专业的形成和发展，护理概念的内涵和外延都发生了深刻的变化，这种变化可从不同年代、不同学者（或组织）对护理的解释中反映出来。

1859年南丁格尔提出：“护理的独特功能在于协助病人置身于自然而良好的环境下，恢复身心健康”。

1970年美国护理学家罗杰斯（Rogers）指出：“护理是一种人文方面的艺术和科学，它直接服务于整体的人。护理要适应、支持或改革人的生命过程，促进个体适应内外环境，使人的生命潜能得到发挥”。

1980年美国护士学会（American Nursing Association，ANA）将护理定义为：“护理是诊断和处理人类对现存的和潜在的健康问题的反应”。这个定义指出：①护理的服务对象不仅是单纯的疾病，而是整体的人，包括病人和健康人，以及由人所组成的家庭、社区和社会。护理的最终目标是提高整个人类的健康水平。②护理处理的是人对健康问题的反应，即人在生理、心理、社会等方面的健康反应。③此定义和护理程序紧密联系，护士通过评估、诊断、计划、实施和评价的科学工作方法实施护理。这一定义较好地体现了护理学的科学性和独立性，目前被大多数国家的护理界认同和采用。

（二）护理的内涵

护理的内涵即护理的核心。近一百年来护理发展迅猛，变化很大，然而它所具有的一些基本内涵却始终未变，主要包括：

1. 照顾（caring） 照顾是护理永恒的主题。纵观护理的发展历史，无论是在什么年代，无论是以什么样的方式提供护理，照顾永远是护理的核心。

2. 人道（humanistic perspective） 护士是人道主义忠实的执行者。在护理工作中实行人道主义，首先要求护士视每一位服务对象为具有人性特征的个体和具有各种需求的人，从而尊重个体，注重人性。提倡人道还要求护士对待服务对象要一视同仁，不分高低贵贱，不论贫富与种族，积极救死扶伤，为人类的健康服务。

3. 帮助性关系（the helping relationship） 帮助性关系是护士用来与服务对象互动以促进健康的手段。护士和服务对象的关系首先是一种帮助者和被帮助者之间的关系，这就要求护士要与服务对象建立良好的帮助性关系，以自己特有的专业知识和技能为其提供帮助与服务，满足每个服务对象特定的需求。护士在帮助服务对象的同时也在深化自己所学的知识，积累工作经验，因此，这种帮助性关系是双向的。

二、护理是科学、艺术与爱心的结合

南丁格尔曾说过：“护理不仅是一门科学，还是一门艺术”。现代护理专家们更认为护理是科学、艺术和爱心的结合。

护理工作关系着人的生命安危，必须严格遵循科学规律；护士必须经过严格的专业训练并在科学指导下进行专业活动。而且随着生命科学的发展和社会对健康服务的需求不断提高，高质量的护理不仅仅是看护，还需要在科学理论的指导下不断进行探索和创新。

同时，护理工作又是充满创造性的艺术，艺术需要想象力和独特性。由于护理对象千差万别，其健康问题、需要等各不相同，这就需要护士动用自己的想象力，灵活地应用科学知识，尊重病人的独特性，因人而异地分析和解决问题，满足病人的需要，创造性地为病人提供高品质的护理服务。正如护理专业的奠基人南丁格尔指出："护理使千差万别的人都能达到治疗和康复需要的最佳身心状态，这本身就是一项最精细的艺术"。

护理的服务对象不论职位高低、财富多寡、容貌美丑、年龄大小、人种肤色等有多大差别，都是需要帮助和关爱的。护理要以人为本，护士需要付出心血与情感来实施护理。护士的爱心可以使病人感到亲切、安全，为其消除焦虑、悲观、恐惧等负性情绪，从而使其处于接受治疗和护理的最佳身心状态。

护理是科学、艺术和爱心的结合，意味着护理是一种具有特殊意义的职业。

三、护理是助人的活动

美国当代著名护理理论家奥瑞姆在她的自护理论中指出："护理是一种服务，是预防自护缺陷发展并为不能自护的人提供治疗性自护的活动，是帮助人的一种方式。"

护理是助人的活动也体现在护理学者（或组织）对护理概念的描述上。1859 年护理学创始人南丁格尔提出"护理是帮助病人利用环境获得康复的行为"。1966 年美国护理学家韩德森提出"护士的独特功能是帮助病人或健康人进行保持或恢复健康（或安宁地死去）的活动，如果个体有必要的意愿、能力和知识，则帮助他尽可能快地独立照顾自己"。1970 年美国护理学家罗杰斯提出"护理是帮助人们达到最佳的健康潜能的状态，护理所关心的是人——无论健康或患病、贫穷或富有、年轻或年老，只要是有人的地方，就有护理服务"。1973 年国际护士会将护理定义为："护理是帮助健康的人或患病的人保持或恢复健康"。

护理是助人的活动还体现在护理学的任务上。1965 年 6 月修订的《护士伦理国际法》中规定：护士的权利与义务是保护生命，减轻痛苦，促进健康；护士的唯一任务是帮助病人恢复健康，帮助健康人提高健康水平。1978 年 WHO 也指出"护士作为护理的专业工作者，其唯一的任务就是帮助病人恢复健康，帮助健康人促进健康"。

同时护理的内涵也指出护士和服务对象的关系是一种帮助者与被帮助者的关系，这就要求护士运用专业的知识和技能帮助服务对象达到生理、心理、社会等方面的最佳健康状况。

四、护理是一个过程

护理是一个过程。这个过程由一系列的步骤组成，称为护理程序，它包括护理评估、护理诊断、护理计划、护理实施和护理评价。护理程序的学说认为护理是一个完整的过程，是一个综合、动态、具有决策和反馈功能的过程。所谓综合，是因为护理是综合多方面的相关知识，如应用系统观察的方法，解决问题的方法来处理病人的疾病和健康问题；所谓动态，是因为护理工作是根据病人病程各阶段的不同反应而变动的；所谓决策，是因为护理措施是针对病人存在的护理问题而决定的；所谓反馈，是指采取护理措施后的结果又反过来影响和决定下一步的决策和措施。护理程序使护士能有针对性地收集病人资料，分析其存在的健康问题，提出个性化的护理方案，从而可以最大限度地避免治疗和护理的风险。因此，它是一种有逻辑性、合乎科学原理的工作方法和思想方法。

人、环境、健康和护理四个基本概念相互关联、相互作用。四个概念的核心是人，人是护理的服务对象，护理实践是以人的健康为中心的活动，而人总是存在于环境之中并与环境相互影响，健康即为人处于内外环境平衡，多层次需要得到满足的状态。护理的任务是创造良好的环境并帮助人适应环境，从而达到最佳的健康状态。

（詹文娴）

思考题

1. 护理学研究和服务的对象是人，对人的认识是护理理论和实践的核心和基础，它影响护理理论的发展，并决定护理工作的任务和性质。对护士而言，正确认识和理解人的概念和内涵对提供专业的护理服务是非常重要的。

问题：

（1）如何正确理解人是一个整体的观点？

（2）如何正确理解护理学中“人”的概念？

2. 人类的生存与发展都离不开环境，人与环境相互依存、相互作用。环境对健康的影响越来越被人们所重视，良好的环境能促进人的健康，不良的环境则给健康带来危害。

问题：

（1）人的外环境包括哪些方面？

（2）如何理解环境与人的健康之间的关系？

3. 护理是为个人、家庭和社区提供健康保健服务的专业，其主要宗旨是帮助人们预防疾病，恢复、维持和促进健康，从而使每个人都尽可能地保持最佳的健康状态。因此护士必须理解健康的概念，从而能为服务对象提供高质量的护理。

问题：

（1）1948 年世界卫生组织是如何对健康进行定义的？

（2）影响健康的因素主要有哪些？

4. 护士只有对护理有一定的认识和理解，才能不断培养自己的专业素质，并在健康照护体系中发挥好自己的角色功能。

问题：

（1）1980 年美国护士学会（ANA）是如何对护理进行定义的？

（2）如何正确理解护理的内涵？

5. 同其他学科一样，护理学的形成也是建立在一定的理论基础之上的，而理论则是由相关的概念来表达。构成现代护理理论框架的基本概念，不仅反映了护理知识体系的发展和完善，并为护理实践、教育、科研和管理提供了科学的依据。

问题：

（1）护理学的基本概念有哪些？

（2）护理学的基本概念之间有什么样的关系？

第五章　护理的支持性理论

学习目标

知识目标：

1. 了解系统的分类及基本属性；需要概述；有关应激与适应的学说。

2. 熟悉系统的概念及一般系统论在护理中的应用；应激与适应理论的概述及其在护理中的应用；影响沟通的因素。

3. 掌握需要层次理论及其在护理中的应用；沟通的概念、形式与层次，护患沟通与沟通技巧，治疗性沟通。

能力目标：

1. 熟练掌握马斯洛人类基本需要层次论，并将其应用到护理实践中。

2. 学会适应各种应激源。

3. 学会沟通技巧，与各类病人进行有效沟通。

素质目标：

1. 培养学生具有良好的职业道德和职业行为习惯。

2. 培养学生具有整体护理观念，将护理理论应用到护理实践中。

3. 培养学生善于沟通，能够关爱、体贴病人。

张某，男，42 岁，农民。上腹慢性疼痛 6 月余，因农忙而未诊治。近一个月腹痛症状明显，并伴有食欲减退、消瘦，到当地医院检查诊断为胃癌，病人认为该医院技术水平不强，肯定是误诊，于是让在省城工作的儿子联系到省级医院诊治，病理诊断为贲门腺癌，拟手术治疗。入院后护士发现该病人食欲不振，沉默寡言，腹痛难忍，但因担心费用而不肯服药，希望用最便宜的药，还曾与邻床病人因洗手间问题发生争执。当收到手术通知单后更是坐立不安，难以入睡。

问题：

1. 试分析该病人的应激源。

2. 病人被诊断为胃癌时的心理反应属于哪种心理防卫机制？

3. 护士应如何帮助该病人应对应激？

4. 其家庭系统会受到哪些影响？

护理学是一门独立的学科，拥有自己独特的知识体系作为护理实践的基础和指导。在其发展过程中，引用诸多其他学科的理论，例如一般系统理论、人的需要层次理论、应激与适应理论、沟通理论等。这些理论用科学的方法解释护理现象，从不同的角度说明护理工作的性质，表明护理学的范围和体系，确立以理论为基础的护理理念和价值观，指导护理专业的发展方向。护理的支持性理论的研究对护理专业的发展起着重要作用。

第一节 一般系统理论

系统作为一种思想，早在古代就已有萌芽，但作为一种科学术语和一种理论，则是由美籍奥地利理论生物学家路德维格·贝塔朗菲（Ludwing von Bertalanffy）于 20 世纪 20 年代提出，1937 年他又进一步提出了一般系统理论。20 世纪 60 年代以后，系统论得到了广泛的发展，其理论与方法已渗透到许多自然和社会科学领域。

贝塔朗菲的一般系统论

1924—1928 年奥地利理论生物学家贝塔朗菲多次发表文章表达一般系统论的思想，在 1932 年发表的《理论生物学》和 1934 年发表的《现代发展理论》中提出用数学模型来研究生物学的方法和机体系统论的概念，把协调、有序、目的性等概念用于研究有机体，形成研究生命体的三个基本观点，即系统观、动态观和层次观。

1968 年，贝塔朗菲发表了《一般系统论——基础、发展与应用》，全面总结了自己 40 多年来研究一般系统论的成果，为系统科学提供了纲领性的理论指导。

一、系统的概念

系统（system）指由若干相互联系、相互作用的要素所组成的具有一定结构和功能的有机整体。

此概念涵盖了双重意义：一是指系统是由一些要素（子系统）所组成，这些要素间相互联系、相互作用；二是指系统中的每一个要素都有自己独特的结构和功能，但这些要素集合起来构成一个整体后，它又具有各孤立要素所不具备的整体功能。

二、系统的分类

自然界与人类社会中存在着多种多样、千差万别的系统，人们可以从不同的角度对它们进行分类，常见的分类方法有：

（一）按组成系统的要素性质分类

系统可分为自然系统和人为系统。自然系统指自然形成、客观存在的系统，如人体系统、生态系统。人为系统是为达到某种特定目的而人为建立的系统，如护理质量管理系统。现实生活中，大多数系统为自然系统和人为系统的综合，称复合系统，如医疗系统、教育系统。

（二）按系统与环境的关系分类

系统可分为闭合系统和开放系统。闭合系统指不与周围环境进行物质、能量和信息交换的系统。闭合是相对的、暂时的，绝对的闭合系统是不存在的。开放系统指与周围环境不断进行物质、能量和信息交换的系统，如人体系统、医疗系统、教育系统等。开放系统和环境的联系是通过输入、输出和反馈来完成的（图 5-1）。物质、能量和信息由环境流入系统的过程称输入，反之则称为输出。系统的输出反过来又进入系统并影响系统的功能称系统的反馈。开放系统正是通过输入、输出及反馈同环境保持协调与平衡并维持自身的稳定。

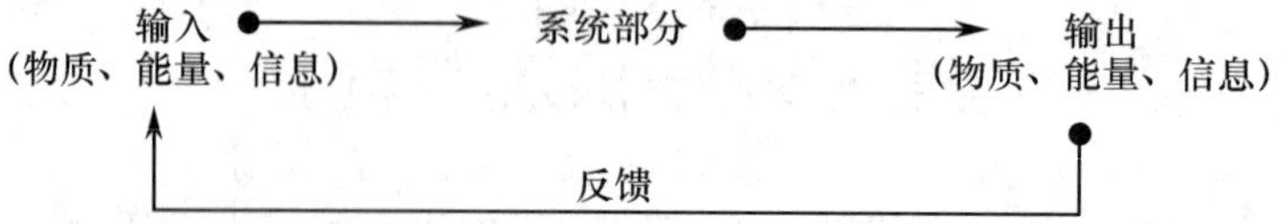

图 5-1　开放系统示意图

（三）按组成系统的内容分类

系统可分为物质系统和概念系统。物质系统指以物质实体构成的系统，如生物、仪器。概念系统则是由非物质实体构成的系统，如科学理论系统。但大多数情况下，物质系统和概念系统相互联系，密不可分，以整合的形式出现。物质系统是概念系统的基础，概念系统为物质系统提供指导服务。

（四）按系统的运动状态分类

系统分为动态系统和静态系统。动态系统即系统的状态会随时间的变化而变化，如生态系统。而静态系统则不随时间的变化而改变，它是具有相对稳定性的系统，如建筑系统。绝对的静态系统是不存在的。

三、系统的基本属性

系统尽管形式多样、类型各异，但都具有相同的基本属性，包括整体性、相关性、动态性、目的性和层次性。

（一）整体性

系统的整体性主要表现为系统的整体功能大于系统各要素功能的总和。系统是由要素组成，每一个要素都具有自己独特的功能，但系统功能不是各要素功能简单的相加，系统将其要素以一定方式组织起来构成一个整体后，各要素之间相互联系，要素、整体和环境相互作用，在局部服从整体、部分服从全局的原则支配下，系统就产生了孤立要素所不具备的特定的整体功能。同时，系统的整体功能建立在系统要素功能基础之上，要增强系统的整体功效，就要提高每个要素的素质，充分发挥每个要素的作用；同时协调系统中各要素及其与整体和环境之间的相互关系。例如，人是一个由生理、心理、社会、精神、文化构成的系统，人的整体生理功能又由呼吸、消化、循环、神经、肌肉和内分泌等不同系统组成，但每一个单独的部分均不能代表和体现整体人的特征，只有当各部分相互作用、协调一致时，才能形成一个完整的、独特的人。

（二）相关性

系统的相关性指系统各要素之间相互联系、相互制约，其中任何一个要素发生了功能或作用的变化，都会引起其他各要素乃至整体系统功能或作用的相应变化。各要素与系统之间也是相互联系和影响的，各要素的变化都将影响系统整体功能的发挥。

（三）动态性

动态性指系统随时间的变化而变化，系统要运动和发展，必须通过内部各要素的相互作用。物质、能量、信息的转换，内部结构的不断调整以达到最佳功能状态；同时，系统总存在于一定的环境中，并不断与环境进行物质、能量、信息的交流，以适应环境，维持自身的生存和发展。

（四）目的性

任何系统都有自身特定的目的。系统的结构不是盲目建立的，而是根据其功能和需要设立的。系统通过与环境相互作用及各要素间的相互协调，不断调整自己的内部结构以适应环境的需要。系统的最终目的在于维持系统内部的平衡和稳定，求得生存与发展。

（五）层次性

系统是按复杂程度依次排列组织的，每个系统都是一个具有复杂层次的有机体。较简单、低层次的系统称为次系统，较复杂、高层次的系统称为超系统。对于某一个系统而言，既可以分为许多较简单的、相互联系、相互作用的次系统，同时每一个系统又是其上一层系统即超系统的一部分。例如，人作为一个系统，由呼吸、消化、循环等次系统组成，人又是家庭这一超系统的次系统，而家庭又是社区的次系统。因此，一个系统是次系统还是超系统是相对而言的（图 5-2）。

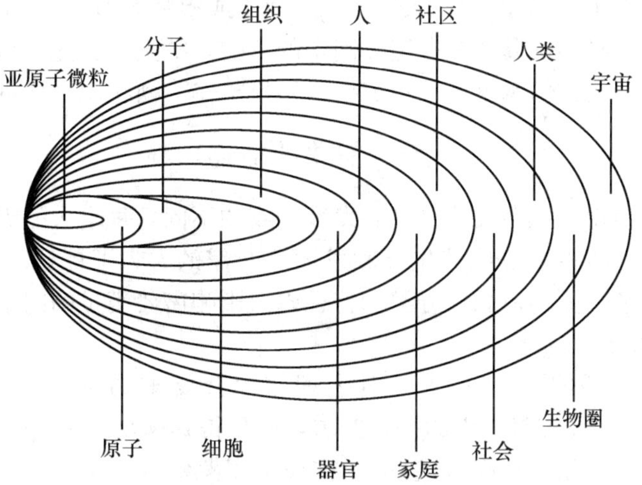

图 5-2　一般系统论示意图

四、一般系统论在护理中的应用

一般系统论在护理领域应用甚广，它不仅孕育了整体护理思想的产生，同时也是诸多护理理论或模式发展的框架，为护理人员提供了强有力的理论支持。

（一）是整体护理思想产生和发展的基础

根据一般系统论的观点，人是由生理、心理、社会、精神、文化组成的统一体，是一个系统。人的生理、心理、社会等方面相互依存、相互作用。人总在不断与周围环境进行着物质、能量和信息的交换。当机体的某一器官或组织发生病变，表现出疾病征象时，根据一般系统论，护士不仅应考虑该病变器官或组织的问题，还应考虑到其子系统及其超系统的问题，考虑到环境对机体的影响，因此，护士仅仅提供疾病护理是不够的，还应提供包含生理、心理、社会等要素的整体性照顾，即整体护理。由此可见，一般系统论培育了整体护理思想的产生和发展。

（二）作为护理理论或模式发展的理论依据

护理程序是一种建立在开放系统中的科学的工作方法，它的发展基于许多理论基础，其中一个重要的理论即是一般系统论，它是护理程序的基本理论框架。其他如罗伊的适应模式、纽曼的健康系统模式等也借用了一般系统论，作为发展护理理论或模式的基本框架。

（三）指导护理管理者的日常工作

一般系统论同样被护理管理者用于护理管理。根据一般系统论，医院护理管理系统是医院整体系统的一个子系统，与医院的其他子系统如医疗、医技、后勤、行政等各部门相互联系、相互作用。因此，护理管理者在实施管理过程中应运用系统方法，调整与各部门的关系，争取得到医院行政领导、医疗和后勤的支持和配合，并不断优化自身的内部结构，使管理系统高效、合理地运行。

第二节 需要层次理论

人类为了生存和发展，必须满足一些基本的需要，如饮食、休息、睡眠、情爱、交往等。如果这些需要得不到满足，就会影响人的健康或疾病恢复。人的基本需要受社会文化、价值观、情绪、身心发展状况等诸多因素的影响，护士只有充分认识人类基本需要的内容及特点，才能帮助人们满足其基本需要，维持机体平衡状态，增进人类健康。

一、需要的概述

由于情绪、价值观、社会文化及身心发展程度的不同，每个人的需要也可能不同，但有些需要是人类所共有的，是维持生存和发展所必需的。为了更好地识别和满足人的需要，护士应首先了解需要的概念、分类、特征以及影响需要满足的因素。

（一）需要的概念

需要（needs）又称需求，是人脑对生理与社会要求的反应。护理理论家奥兰多（I. J. Orlando）认为：需求是“人的一种要求，一旦得到满足，可消除或减轻其不安与痛苦，维持良好的自我感觉，获得舒适感”。护理学家罗伊（Roy）认为需要是“个体的一种内在要求，它可激励个体产生一系列的行为反应，从而维持人的完整性”。

人的基本需要（basic needs）指人类为了维持身心平衡及求得生存、成长与发展，在生理上与精神上最基本的需要。它是人类所共有的，不分种族、年龄与性别。当人的基本需要得到满足，就处于一种相对平衡的健康状态，反之则可能陷入紧张、焦虑、愤怒等负性情绪中，影响个体的生理功能或导致疾病。可见，为了维持生命和保持健康，所有人都必须努力满足其基本需要。

（二）需要的特征

1. 对象性 任何需要都是指向一定对象的，这种对象可以是物质的，如食物、衣服，也可以是精神的，如听音乐。

2. 发展性 需要是人体发展的必要条件，人体不同发展阶段又有不同的优势需要，如婴儿的优势需要为生理需要，老年人则更注重尊重的需要。

3. 无限性 个体的需要并不会因暂时的满足而终止，当一个需要满足后，又会产生新的需要。

4. 社会历史制约性 人的需要的产生与满足受社会、经济、文化习俗、所属的群体特征等条件的制约和影响。

5. 共同性与独特性 人的基本需要是人类所共有的，不同性别、年龄、种族、社会文化背景的人都有一些共同的需要。但是由于每个人所处的社会背景、所属的群体不同，其需要有明显的个体差异性，不仅需要的内容不同，水平不同，其满足方式也有一定的差异。

(三) 影响需要满足的因素

需要的满足受个体自身内在因素及其所处的外部环境的影响和限制。个体的内在因素包括生理和心理等方面，外部环境包括物理环境和社会文化环境，护士在评估和满足病人的需要时，应考虑到这些因素。

1. 内在因素

(1) 生理因素：包括疲劳、疼痛、损伤、疾病、生理缺陷和活动障碍等。如肺部疾病会影响机体对氧气需要的满足；胃肠道疾病会影响营养需要的满足；生理缺陷容易产生自卑、孤独等情绪反应。

(2) 情绪因素：情绪状态与个体躯体功能密切相关，焦虑、恐惧、愤怒等情绪会导致食欲不振、失眠、人际沟通能力下降，从而影响个体各种需要的满足。

(3) 认知因素：认知水平影响个体对信息的接受、理解和应用，进而影响个体对自身需要的认识和满足。如婴幼儿、认知障碍的病人。

(4) 其他个人因素：人的信仰、价值观、个性特点、生活习惯和生活经验等会影响个体基本需要的满足程度及方式。如长期素食者可能影响营养需要的满足。

2. 外在因素

(1) 环境因素：环境中的某些物理、化学、生物因素会影响人的基本需要。如噪音影响休息，冷热刺激影响温度的需要，陌生的环境降低安全感。

(2) 社会因素：经济、社会事件、物质的供应状态等影响各种需要的满足；人际关系紧张、与亲人分离等会导致个体缺乏爱与归属感。

(3) 文化因素：社会的道德、文化习俗和宗教等会影响个体的认识和满足方式。如农村与城市的人在满足需要的方式上有所差异。

二、需要层次理论

在众多的人类基本需要理论中，最著名且应用最广泛的是美国心理学家马斯洛(Maslow AH)所提出的人类基本需要层次论(Hierarchy of Basic Human Needs Theory)。该理论已在许多领域得到广泛应用。

亚伯拉罕·哈罗德·马斯洛简介

亚伯拉罕·马斯洛(Abraham Harold Maslow，1908—1970)生于纽约市布鲁克林区。美国社会心理学家、人格理论家和比较心理学家，人本主义心理学的主要发起者和理论家，心理学第三势力的领导人。1934年获得心理学博士学位，1937年任纽约布鲁克林学院副教授，1951年被聘为布兰戴斯大学心理学教授兼系主任，1969年离任成为加利福尼亚劳格林慈善基金会第一任常驻评议员。第二次世界大战后转到布兰代斯大学任心理学教授兼系主任，开始对健康人格和自我实现者的心理特征进行研究。

(一) 需要层次理论的主要内容

马斯洛认为人类行为受基本需要所支配，这些需要引领着人们的行为直到需求得以满足。这些需要彼此有相关性，且有先后层次的差别。马斯洛将人的基本需要按其重要性和发生的先后次序排列成5个层次，并用“金字塔”形状来加以描述，形成人类基本需要层次理论（图5-3）。

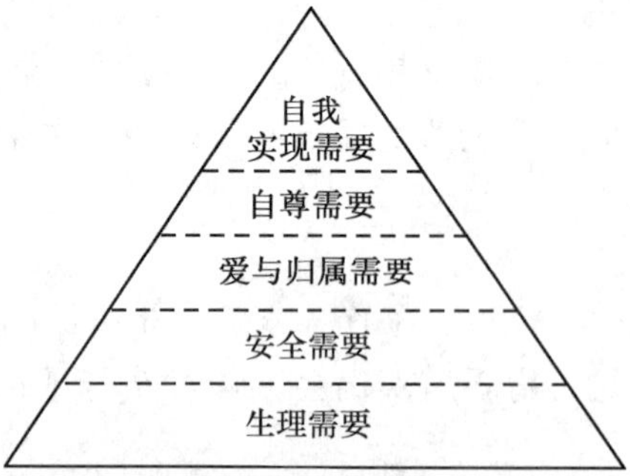

图5-3 马斯洛的人类基本需要层次示意图

1. 生理的需要（physiological needs） 是维持生存及种族延续的最基本需要。包括氧气、食物、水、排泄、温度、性爱、活动与休息、避免疼痛等。生理需要是人类最基本、最低层次、最强有力的需要，是其他需要产生的基础。如果这些需要不能得到满足，人类就无法生存。

2. 安全的需要（safety needs） 指希望受保护与免遭威胁，从而获得安全感的需要，包括人身安全、健康保障、资源所有性、财产所有性、道德保障、工作职位保障、家庭安全等。每个人都希望避免各种伤害、职业稳定、生活有保障、能够受到保护。人的生理需要得到满足或基本满足后，就会产生安全的需要。

3. 爱与归属的需要（love and belongingness needs） 指被他人或群体接纳、爱护、关注和支持的需要，包括得到和给予两方面。马斯洛认为，在生理和安全的需要得到基本满足时，就会产生爱、被爱和有所归属的需要，希望归属于某一群体，在家庭、团体、社会中有位置，并与他人建立感情，从而避免孤独、被遗弃、空虚等痛苦。

4. 尊重的需要（self-esteem needs） 包括自尊和他尊2个方面。自尊即个体渴求能力、自信、自主和成就感。他尊指个体希望受到别人的尊重，得到认可、重视和赞赏。尊重需要的满足会使人产生自信、有价值和有能力的感受，从而产生更大的动力，追求更高层次的需要；反之，则会使人失去自信，怀疑自己的能力和价值，出现自卑、软弱、无能等感受。

5. 自我实现的需要（self-actualization needs） 指个体希望最大限度地发挥潜能，实现理想和抱负的需要。是最高层次的需要，是在其他需要获得基本满足后，才出现并变得强烈，其需求的程度和满足方式有很大的个体差异。

除了以上5个层次的需要之外，马斯洛在1970年修订的《动机与人格》一书中，还提到了另外两种需要，即求知的需要（needs to know）和审美的需要（aesthetic needs）。求知的需要是个体认识和理解自身周围世界的需要；审美的需要是对秩序、对称、完整结构及行为完美的需要。马斯洛认为这两者应居于尊重需要与自我实现需要之间。但目前对这两个需要是否属于人类的基本需要仍有不同的观点，因此，一般未将其列入需要层次中。

（二）需要层次理论的基本观点

马斯洛认为人的基本需要虽然有层次高低之分，但各层次需要之间彼此关联，可概括为以下几点：

1. 需要的满足是由低到高的 生理的需要是最低层次的，也是人类生存所必需的、最基本的需要，因此，必须首先得到满足。

2. 各种需要得到满足的时间不同 维持生存的低层次需要必须立即供给，并持续满足，如对氧气的需要；越高层次的需要越可被较长久地延后，如性的需要、尊重的需要等。但这些需要始终存在，不可忽视。

3. 低层次需要的满足是高层次需要产生的基础 通常较低层次的需要得到基本满足后，更高一层的需要才会出现，并逐渐明显和强烈。

4. 各层次需要重叠出现 较高层次的需要并不是在较低层次的需要完全得到满足后才出现，而是随着前一层次需要的不断满足和基本满足，后一层次的需要就会逐渐出现；而高层次需要发展后，低层次需要也并未消失，往往表现为前后层次之间略有重叠。

5. 各需要之间的层次顺序并非固定不变 不同的人，在不同的条件下各需要的层次顺序会有所不同，即有时会出现颠倒，如运动员为了祖国的荣誉而夺冠（自我实现），不考虑自己可能会受伤甚至致残（生理和安全的需要），也要奋力拼搏。

6. 越高层次的需要，其满足的方式和程度差异越大 人们对空气、水、食物和睡眠等生理需要的满足方式基本相同，但对尊重、自我实现等较高层次需要的满足却因个体的性格、教育水平、社会文化背景等有很大差异。

7. 基本需要满足的程度与健康密切相关 生理需要的满足是生存和健康的必要条件，有些高层次的需要虽然并非生存必需，但能促进生理功能更加旺盛，如果得不到满足，会引起焦虑、恐惧、抑郁等负性情绪，导致疾病。

三、需要层次论在护理中的应用

护士在了解人类基本需要相关知识后，最终的目的是将其应用到针对各类病人的护理实践中，充分认识各类病人的需要，明确目前未满足的需要，预测可能出现的需要，从而提供有效的护理措施，帮助其满足基本需要，以恢复、促进和维持健康。

（一）应用于临床护理

1. 指导护士系统地收集病人的资料 需要层次理论可作为护士评估病人资料的理论框架，借助这个理论，护士可系统地收集和整理资料，从而避免资料的遗漏。

2. 帮助护士识别病人未被满足的需要 通过系统地收集资料，护士能够判断病人有哪些需要未被满足，并了解其对病人造成的影响，以制定和实施相应的护理措施，帮助病人满足需要，恢复机体的平衡与稳定。患病时可能出现的未被满足的需要如下：

（1）生理的需要：对大多数病人而言，疾病常常是导致生理需要无法得以满足的最主要原因。

1）氧气：缺氧、呼吸道感染、呼吸道阻塞等。

2）水：脱水、水肿、电解质紊乱、酸碱平衡失调等。

3）营养：肥胖、消瘦、各种营养缺乏、特殊饮食等。

4）体温：发热、体温过低、体温失调等。

5）排泄：便秘、腹泻、大小便失禁、胃肠手术后的调整等。

6）休息和睡眠：疲劳、各种睡眠型态紊乱等。

7）疼痛：各种急、慢性疼痛等。

（2）安全的需要：个体在患病或住院期间安全感会降低，感到健康没有保障，孤独无助，担心得不到良好的治疗护理，对各种治疗和检查有疑惑，对医务人员不信任，担心经济问题等。因此，护理人员应加强对病人的入院介绍及健康教育，避免各种危险和损伤因素，提高医疗护理水平，增强病人的自信心和安全感。

1）避免身体损伤：护士应防止发生各种意外。如避免由于地板过滑、没有床档导致的摔伤；严格遵守无菌技术操作，防止医院感染；密切观察病情，预防各种并发症等。

2）避免心理威胁：应做好入院介绍和健康指导，讲解疾病的发展、康复、预防措施及预后等，增强信心和安全感，取得病人的信任。

（3）爱与归属的需要：人在患病时常常会产生孤独感，因此，爱与归属的需要也就变得更加强烈。病人希望得到亲人、朋友、周围人的关心、理解和支持。所以，建立良好的护患关系就格外重要，允许家属探视并鼓励其参与病人的护理，帮助病人之间沟通和建立友谊等。病人只有在获得安全感和归属感后，才能真正接受护理。

（4）尊重的需要：人在爱与归属的需要得到满足后，也会感到受重视和尊敬，这两种需要是相关的。患病会影响自尊需要的满足，病人会因某方面的能力下降而影响自身价值的判断，担心失去价值或成为别人的负担，如截肢、大面积烧伤的病人等。因此，护士应特别注意满足病人的自尊需要，让其感到自己是重要的、被别人接受的。护士与病人的交往中应主动介绍自己、礼貌地称呼病人并重视听取病人的意见，让病人做力所能及的事情，使病人感到自身的价值。尊重病人的隐私，为病人保密；进行检查或操作时应遮盖身体的隐私部位；尊重病人的生活习惯、价值观、信仰等。

（5）自我实现的需要：人在患病期间，影响较大且最难满足的是自我实现的需要。疾病势必造成个体暂时甚至长时间失去某种能力而不得不离开自己的学习或工作岗位，这常使病人陷入失落、悲伤、沮丧、绝望的情绪中。这种不良情绪反过来又影响病人的健康状况。因此，护理人员必须特别关注病人这个层次的需要。在切实保证满足低层次需要的前提下，寻求一些方法最大限度地满足病人自我实现的需要，如与病人共同制定可行的人生目标，维持病人的希望，教会病人适当的技巧等，以最大限度地发挥其潜能。

3. 帮助护士确定护理计划的优先顺序 需要层次理论是按照其对人的生存和发展的重要程度排列的，护士可以据此识别病人护理问题的轻、重、缓、急，以便在制定护理计划时准确排列护理诊断的先后顺序。一般讲，护士应首先满足病人的生理需要，如保持呼吸道通畅、止血、维持有效的循环血量等；病情稳定后，应为病人采取适当的体位，给予止痛剂，减轻疼痛，满足其舒适的需要；严格无菌技术，防止感染，避免并发症，以满足病人安全的需要；鼓励病人家属和朋友探视，介绍病人与病友相识，应用沟通技巧和病人建立良好的护患关系，满足病人爱与归属的需要；同时，护士进行各项操作时应尊重病人隐私，在某些情况下让病人做出自己的选择，满足病人自尊的需要；引导病人正确看待疾病，帮助其尽快恢复健康，为自我实现需要的满足创造条件。

（二）应用于护理其他领域

1. 护理理论 马斯洛的人类基本需要层次论为护理学提供了理论框架，它是护理程序的理论基础，指导护理实践有效进行。此理论对护理理论家也有很大启示，如奥瑞姆、罗伊等人均以需要层次论作为理论基础，发展了自己的护理理论或模式。

2. 护理教育 需要层次论为护理教育提供了理论框架。一些护理院校以人类基本需要理论为指导，按照人的需要层次设置课程，许多教科书则依据其层次编排章节内容。

3. 护理管理　许多管理者依据需要层次论，关注护士不同层次的需要及其对工作积极性和离职的影响，并采取各种管理措施，满足其不同层次的需要，从而调动工作积极性，稳定护理队伍。

4. 护理研究　需要层次论给护理研究带来了一定的启示和思路，许多护理工作者开始深入研究不同人群的需要，如老年人的需要、照顾者的需要、临终病人的需要等。并以此为理论依据，探讨病人患病期间更高层次的需要，如术中病人、重症监护病人自尊的需要等。

第三节　应激与适应理论

现代社会的快节奏和高度竞争，导致个体持续心理紧张，继而影响工作、学习、生活甚至健康。如何在社会变革、科技发展、物质丰富、期望提高的同时，避免持续紧张，减低应激对健康的影响，是现代护理学所关注的问题。学习和掌握应激与适应的理论与知识，可以帮助护士正确的识别护理对象的心理、生理应激反应，采取相应的护理措施，帮助其有效地减轻应激的影响，提高身心适应能力，促进身心康复。

一、概　　述

（一）应激

应激（stress）一词源于拉丁文“stringere”，意为“紧紧地捆扎”或“用力提取”。在现代汉语中，“Stress”一词翻译有“压力”、“应激”、“紧张”，本书选用“应激”一词。应激是一种跨越人格、文化、时间和空间的全人类经验，应激理论经历了较长的历史发展过程。

20世纪30—40年代，美国哈佛大学著名的生理学家坎农（Cannon）首先使用了应激一词，他认为，应激就是外部因素影响下的一种体内平衡紊乱。

1963年加拿大生理学家汉斯·塞利（Hans Selye）在其所发表的《各种伤害作用引起的综合征》一书中，首次使用“Stress”这一术语，并系统提出应激的概念，因而被公认为“应激之父”。他认为：应激在生物学上，指个体对任何加诸于它的需求所作的非特异性反应。

20世纪60年代，美国心理学家拉扎勒斯（Lazarus）强调认知因素在应激反应中的中介作用，他把应激看做是个体与环境间失衡而产生紧张的一种主观能动的过程。

目前普遍认为：应激是个体对作用于自身的内外环境刺激做出认知评价后，引起的一系列非特异性的生理及心理紧张性反应状态的过程。

（二）应激源

应激源（stressor）也可称为压力源或紧张源，指任何能使个体产生应激反应的内外环境的刺激。应激源按其性质可分为以下四类。

1. 躯体性应激源　指对个体直接产生刺激作用的各种刺激物，包括各种理化因素、生物因素及生理病理因素的刺激。物理性因素如温度、光线、噪音；化学性因素如药物、水源污染、空气污染等；生物性因素如细菌、病毒、寄生虫等各种微生物；生理性因素如月经期、妊娠期、更年期等的改变，或基本需要如饥饿等未得到满足。病理性因素如各种疾病的改变（缺氧、脱水、电解质紊乱及酸碱失衡等）、手术、外伤等。

2. 心理性应激源　主要指来自大脑中的紧张信息，包括认知和情绪波动，如不祥的预感、心理冲突与挫折、学习成绩不理想、工作难以胜任等。

3. 社会性应激源　指各种社会现象或人际关系而产生的刺激。包括各种全球性的、国家性的、地区性的、团体性的及个人性的社会现象或人际关系。如战争、地震、火灾、下岗、失业、人际关系冲突等。

4. 文化性应激源　指文化环境的改变而产生的刺激。最常见的是文化性迁移，即从熟悉的文化环境进入到陌生的文化环境后，由于语言、风俗习惯、信仰、社会价值观等方面的改变而引起心理冲突。

（三）应激反应

应激反应（stress response）指应激源作用于个体时，个体产生的一系列身心反应。应激反应不是孤立地发生于某一局部器官系统，而是全身心的系统的综合变化，主要表现为以下4种类型：

1. 生理反应　机体处于应激状态时，可通过一系列神经系统、内分泌系统和免疫系统等变化影响机体内环境的平衡，出现器官功能障碍，如心率加快、血压升高、瞳孔扩大、汗腺分泌、胃肠运动减弱、免疫力下降等。

2. 心理反应　主要包括心理冲突和情绪反应等。

（1）心理冲突（mental conflict）：指两种或两种以上不同方向的动机、态度、情绪、目标和反应同时出现，人们难于抉择，因而体验着不安、痛苦的心理紧张状态。

（2）情绪反应（emotional reaction）：情绪是人的一种内心体验，具有被动性，且差别多样，主要情绪反应包括焦虑、恐惧、抑郁、愤怒、敌意、自怜等。

3. 认知反应　个体在应激状态反应过程中，内稳态失衡，处于紧张状态，可以干扰和影响注意力、记忆力、智力、逻辑思维和对外界的判断能力，降低认知能力，又促使个体产生动机冲突，挫折增多，激发不良情绪，形成负性情绪与认知功能下降的恶性循环。长期下去会影响自我评价，导致自我价值感降低，表现自卑、悲观，丧失自信、忧虑、多疑、缺乏自我控制与自我调整，应用不成熟的心理防御应对刺激，通过歪曲现实改变认知等。

4. 行为反应（behavioral reaction）　应激反应中的外显行为常与情绪反应同时出现，这是个体为缓冲应激对自身的影响，摆脱心身紧张状态而采取的应对行为策略。如逃避与回避、敌对与攻击、退化与依赖、固着与僵化、物质滥用等。

（四）对应激的适应

1. 适应的概念　适应（adaptation）一词来源于拉丁文“adaptare”，意为“使配合或适合”。词典将适应定义为：“生物体以各种方式调节自己以适应环境的一种生存能力及过程”。适应是所有生物体的特征，是应对的最终目的。当个体遭遇任何应激源时，都会想办法去应对，其目的就是适应。因此，适应是生物体调整自己以适应环境的能力，是生命最卓越的特性，是个体维持内外环境平衡、应对应激源和健康生存的基础。

2. 适应的层次　人类作为一种社会生物体，其适应较其他生物体更为复杂，所涉及的范围更广，包括生理、心理、社会文化及技术4个层面的适应。

（1）生理适应：指机体通过调整体内生理功能来适应外界环境的变化。包括代偿性适应和感觉适应。

1）代偿性适应：指当外界对人体的需求增加或改变时，人体所做出的反应。例如进行长跑锻炼时，最初会感到心跳加快、呼吸急促、肌肉酸痛，但长期坚持下去，人体的肌肉、心、肺的功能等逐渐适应运动的需要，就不再感到应激的存在。

2）感觉适应：指人体对某种固定情况的连续刺激而引起的感觉强度的减弱。如持续嗅某一种气味，感觉强度逐渐降低，人们很快就适应了这种气味，正如“入芝兰之室久闻而未闻其香”。

（2）心理适应：指人在遭遇心理应激时，通过调节自己的认识、态度与情绪等来应对应激，以减轻心理上的紧张与不安，恢复心理平衡。通常可运用心理防卫机制及学习一些新行为如松弛术来应对应激源。

（3）社会文化适应：社会文化适应包括社会适应和文化适应。

1）社会适应：指调整个体的行为，以适应社会的法规、习俗及道德观念的要求。如人们常说：国有国法，家有家规，每个人需要约束自己的行为，使之符合社会规范的要求。

2）文化适应：指调整个体的行为，使之符合某一特定的文化思想、传统、习俗和礼仪规范等要求，如入乡随俗就是一种文化适应。

（4）技术适应：指对日常生活和工作中涉及的知识，使用的设备、技术等的适应。即掌握先进的科学技术，改变周围环境，控制自然环境中的应激源。然而，现代化的先进科学技术又制造了一些新的应激源，如噪音、环境污染等，也需要人们去适应。

（五）对应激的防卫

应激源所造成的影响大小取决于人的个性、对应激的感知及应对应激的能力和条件。人们为了对抗应激源常采用以下防卫机制，以主动应对应激，避免严重应激反应。

1. 第一线防卫——生理与心理防卫

（1）生理防卫：指遗传因素、身体的一般状况、营养状态、免疫功能等，如完好的皮肤和健全的免疫系统可抵抗病毒、细菌等应激源的进攻，而营养不良者即使轻伤也很容易引发感染。

（2）心理防卫：指心理上对应激做出的适当反应的能力。它与个体的性格特征、对付应激源的既往经验、智力、教育水平、生活方式、支持系统、经济状况、出现焦虑的倾向等有关。如一个坚强的人相信人生是有意义的，这种人在任何困境中都能够积极地面对应激并很快适应。同时，人们掌握的这种应对应激的防卫机制又可以作为对抗应激源的坚强的第一防线，并有助于人的心理上的成长与发展。

2. 第二线防卫——自力救助　当一个人面对应激源强大与第一线防卫较弱时，会出现一系列的身心两方面的应激反应。若反应严重，就必须采用自我救助的方法来对抗和控制应激反应，以减少发展成急、慢性疾病的可能。

（1）正确对待问题：首先进行自我评估，识别应激源，并针对发现的问题及时处理。如当一个人工作繁忙，家务负担太重时，可安排家庭成员共同分担以减轻应激，而不要否认问题的存在，这对个体维持身心健康至关重要。

（2）正确对待情感：人们遭受应激时常产生焦虑、沮丧、生气等情绪。对付这些情感的方法是首先确定和承认正在经历的情感，然后进行合理的分析、排解，并采用适当的方法处理好自己的情绪，如与朋友谈心或运用心理防卫机制。

（3）利用支持力量：家庭和社会的支持对缓解应激的不良影响起着重要的作用。护士要了解病人生活中重要的支持网络，鼓励病人信任自己的亲人，参与力所能及的社会活动。此外，获得有关的信息也能减轻焦虑，如介绍肿瘤病人参加抗癌俱乐部，介绍有心理障碍的人到心理健康中心去咨询等，都有助于帮助病人度过困境。

(4) 减少生理影响：良好的身体状况是免受应激源侵犯的基础。因此，应提高人的保健意识，如改善营养状况，控制烟酒等，以加强第一线防卫；锻炼不仅可以使身体强壮，还能解除应激，如传统的气功、瑜伽等；此外，阅读、散步、听音乐等也能够减轻应激。

3. 第三线防卫——专业辅助 当强烈的应激源导致身心疾病时，就必须寻求医护人员的帮助。由医护人员给予针对性的药物治疗、物理治疗或心理治疗等，并帮助病人掌握各种应对技巧，如提供必要的健康咨询和健康教育，以提高病人的应对能力，利于疾病痊愈。第三线防卫是非常重要的，若专业辅助不及时或不恰当，则会使病情加重或演变成慢性疾病，如高血压、糖尿病、抑郁症、精神分裂症等。这些疾病又可以成为新的应激源，加重病人的负担，并进一步影响其身心健康。

二、有关应激与适应的学说

(一) 汉斯·塞利的应激与适应理论

汉斯·塞利(Hans Selye)是加拿大生理学家，被称为“应激学之父”。他于20世纪40年代开始对应激进行了广泛的研究，并于1950年著成了其理论代表作《应激》，他的论著中描述了应激的一般理论，影响了全世界的应激研究。其理论的主要观点包括：

1. 关于应激 塞利认为，应激是人体应对环境刺激而产生的非特异性反应。当任何破坏平衡状态的情况发生时，个体总是设法调整机体去适应改变，即努力保持机体内的平衡状态，因此，个体面对应激源产生的非特异性反应就是身体对他的应激源所进行的调整。

2. 关于应激反应 塞利主要从生理角度描述了人体面对应激产生的反应，他认为应激的生理反应包括全身适应综合征(general adaptation syndrome，GAS)和局部适应综合征(local adaptation syndrome，LAS)。GAS指机体面临长期不断的应激而产生的一些共同的症状和体征，如全身不适、体重下降、疲乏、疼痛、失眠、胃肠功能紊乱等。这些症状通过神经内分泌途径产生，涉及身体的各个系统。LAS是机体应对局部应激源而产生的局部反应，如身体由于局部炎症而出现的红肿热痛与功能障碍。

3. 关于应激反应过程 塞利认为GAS和LAS的反应过程分为三个阶段：警告期、抵抗期和衰竭期。

(1) 警告期：机体在应激源的刺激下，出现一系列以交感神经兴奋为主的改变，表现为血糖、血压升高，心跳加快，肌肉紧张度增加等。这种复杂的生理反应就是动用机体的能量以克服应激。

(2) 抵抗期：若应激源持续存在，机体进入抵抗期。在此期，所有警告期反应的特征已消失，但机体的抵抗力处于高于正常水平的状态，使机体与应激源形成对峙。对峙的结果有两种：一是机体成功抵御了应激，内环境重建稳定；二是应激源持续存在，进入衰竭期。

(3) 衰竭期：在衰竭期，由于应激源过强或过长时间侵袭机体，使机体的适应性资源被耗尽，个体已没有能量来抵御应激源，因此，不良的生理反应就会出现，最终导致个体抵抗力下降、衰竭、死亡。

(二) 拉扎勒斯的应激与应对模式

拉扎勒斯(Richard S. Lazarus)是美国著名心理学家，他从20世纪60年代开始对应激进行心理认知方面的研究，提出了应激与应对（stress and coping）模式。

拉扎勒斯认为应激是人与环境相互作用的产物。当人对内外环境刺激超过自身的应对能力和应对资源时，就会产生应激。因此应激是内外需求与机体应对资源的失衡而产生的。应激源作用于人体后，能否产生应激，主要取决于个体的认知评价和应对。

1. 认知评价（cognitive appraisal） 拉扎勒斯认为认知评价是指个体分析刺激物是否对自身造成影响的认知判断过程，包括三种方式：初级评价、次级评价和重新评价。

（1）初级评价：指个体确认刺激事件与自己是否有利害关系及与这种关系的程度。初级评价所要回答的问题是“我是否遇到了麻烦?”初级评价的结果有三种：与个体无关的、有益的、有应激的。当一个事件被评价为有应激时，可能有三种情况：伤害或损失性、威胁性、挑战性。①伤害性评价的性质一般与真实或预期的损伤有关，这种损伤一般对个体的身心健康或资源有较大的损害，如亲人死亡、失业、患有各种严重的身心疾病等。②威胁性评价指某一情景所要求的能力超过个人应对能力，该事件被评价为威胁性。其感情基调是消极的，它与伤害性评价不同的是预感伤害性事件将要发生，而事实上没有发生。③挑战性评价是将某一事件评价为冒险性的，其感情基调是兴奋及期待，其中包括焦虑与不安的成分。

（2）次级评价：是对个体应对方式、应对能力及应对资源的评价，判断个人的应对与事件之间的匹配程度。它所要回答的问题是“在这种情况下我应该做什么?”次级评价后会产生相应的情绪反应，如伤害或损伤性评价会出现愤怒、焦虑、悲伤、恐惧、惭愧、嫉妒等负性情绪。挑战性评价会出现希望、信心十足或焦虑性反应。如评价结果为有利的，则会出现高兴、骄傲、满足和幸福等正性情绪。

（3）重新评价：指个体对自己的情绪和行为反应的有效性和适宜性的评价，实际上是一种反馈性行为。如果重新评价结果表明行为无效或不适宜，人们就会调整自己对刺激事件的次级评价甚至初级评价，并相应地调整自己的情绪和行为反应。重新评价不一定每次都会减轻压力，有时甚至加重压力。因此，拉扎勒斯指出“有效化解压力的关键在于对压力的积极评价”。

2. 应对（coping） 拉扎勒斯认为应对是应用行为或认知的方法努力处理环境与人内部之间的需求，解决两者之间的冲突，包括评价应激的意义、控制或改变应激的环境、解决或消除问题、缓解由于应激而出现的情绪反应。应对方式包括采取积极行动、回避、任其自然、寻求信息及帮助、应用心理防卫机制等。应对的功能有两种：解决问题和缓解情绪。应对的结果会影响个人的人生态度及观念、各种社会能力及身心健康等。

（三）霍姆斯和拉赫的生活事件与疾病关系学说

1967年，美国精神病学家霍姆斯（Thomas Holmes）和拉赫（Richard Rahe）提出生活事件与疾病关系的学说。在研究的过程中他们发现，生活事件是一种需要生理和心理两方面都进行适应的应激。个体在适应生活事件时，需要消耗较多的能量以维持机体内部的恒定状态。当个体在短时间内经受较多的生活事件，机体就可能会因过度能量消耗而出现疾病。霍姆斯和拉赫将人类的主要生活事件归纳为43种，用生活变化单位（Life Change Unit，LCU）来表示每一生活事件对人影响的严重程度，编制了社会再适应评分表（social readjustment rating scale，SRRS）（表5-1）。例如，丧偶的LCU为100，属于最强的应激事件，对个体的影响最大；退休的LCU为45，属于中等强度的应激事件；而休假的LCU仅为13，属于较低强度的应激事件，对个体的影响较小。

表 5-1 社会再适应评分表

生活事件	生活变化单位	生活事件	生活变化单位
1. 丧偶	100	23. 子女离家	29
2. 离婚	73	24. 姻亲间不愉快	29
3. 分居	65	25. 个人的突出成就	28
4. 入狱	63	26. 配偶开始上班或失业	26
5. 家庭成员死亡	63	27. 开始上学或终止学业	26
6. 外伤或患病	53	28. 生活条件的变化	25
7. 结婚	50	29. 个人习惯的改变	24
8. 被解雇	47	30. 与上司发生矛盾	23
9. 复婚	45	31. 工作事件及条件的改变	20
10. 退休	45	32. 搬家	20
11. 家庭成员患病	44	33. 转学	20
12. 怀孕	40	34. 娱乐方式的改变	19
13. 性生活问题	39	35. 宗教活动的改变	19
14. 家庭添员	39	36. 社交活动的改变	18
15. 调换工作岗位	39	37. 借贷 1 万元以下	17
16. 经济情况改变	39	38. 睡眠习惯的改变	16
17. 好友死亡	37	39. 家人团聚次数的改变	15
18. 工作性质改变	36	40. 饮食习惯改变	15
19. 夫妻争吵次数改变	35	41. 休假	13
20. 借贷 1 万元以上	31	42. 圣诞节	12
21. 丧失抵押品的赎取权	30	43. 轻度违法事件	11
22. 职别变动	29		

1976 年 SRRS 发表，它主要用于收集个体在近一年内的生活事件数目，用量化方式评估其生活变化的程度，以推断个体患病的几率。

霍姆斯和拉赫通过大量的调查研究发现，生活变化与患病机会之间成正比关系，即个体生活变化积分越高，随后发生疾病的可能性越大。如，一年中生活变化单位累计超过 300 分者，次年患病的可能性为 70%；累计在 150～300 分者，次年患病的可能性为 50%；而累计在 150 分以下者，次年基本健康。

但霍姆斯和拉赫的研究忽视了个体差异的影响，因为生活事件只是环境中的诱发因素，个体是否真正出现问题，还取决于个体对同一生活事件的认知评价。

三、应激与适应理论在护理中的应用

护理工作中存在着大量的应激源，它既可以影响病人的身心健康，又可以影响护士的身心健康及护理工作质量。因此，应了解病人及护士所面对的应激源，帮助其正确应对，以提高适应能力。

（一）病人的应激与适应

1. 分析应激源

（1）环境陌生：住院病人对所处医院环境不熟悉，对主管医务人员不了解，对医院的饮食不习惯，对医院的作息制度不适应等。

（2）疾病威胁：病人知道自己可能患了难治或不治之症，或即将进行的手术可能致残或影响身体的功能、形象，或病人认识到疾病对自身的生命、健康或今后的工作、生活等可能造成威胁或带来不便等。

（3）信息缺乏：病人对自己所患疾病的诊断、治疗及即将采取的护理措施等不清楚，对手术及药物的疗效存在疑惑，对医护人员所说的专业术语不明白，或医务人员没有及时协助病人满足基本需要，忽视了与病人及其家属的沟通等。

（4）丧失自尊：病人因患病而失去自我照顾能力，必须由他人帮助进食、如厕、洗澡、穿衣或必须卧床休息，不能保护自己的隐私，不能按照自己的意志行事等。

（5）与外界隔离：病人因住院与家人、亲友、同事分离，和外界中断联系等。

（6）不被重视：医护人员没有能及时地协助病人满足基本需要，忽视了与病人及其家属的沟通等。

2. 协助适应策略

（1）提供适宜的休养环境：环境能影响一个人的心理活动，洁净、舒心的环境使人心情愉悦，是病人康复的必要条件。因此，护士应力求为病人创造一个安静、整洁、舒适、安全的住院环境，减少不良环境对病人造成的影响。

（2）针对实际情况解决问题：病人是一个生物社会体，护士应仔细评估病人的应激源，并有针对性地为其解决。如对于环境不熟悉的病人，应着重为病人介绍医院环境；对于担心医疗费用的病人，应尽量考虑用经济有效的治疗为病人节省医疗费用。

（3）及时提供相关信息：护士应及时向病人提供有关诊断、检查、治疗、护理等相关信息，以消除不必要的担心与恐惧，增加安全感。

（4）指导运用恰当应对方法：护士应鼓励病人表达自己的内心真实想法与感受，允许并理解病人宣泄自己的情绪，适时指导病人运用放松技巧缓解心理压力。

（5）调动社会支持系统：社会支持系统是病人在应激状态下一种良好的社会资源，护士应积极利用这种资源，通过与病人建立良好护患关系，鼓励病人家属参与并配合治疗等来减轻病人的压力。

（二）护士的应激与适应

1. 分析应激源

（1）繁重而紧张的工作：在各级各类医疗机构，护士的编制数量往往不足，导致护士超负荷工作；同时，伴随着科技的发展，护士要不断掌握各种新理论、新知识、新技术，岗位对护士的要求越来越高；护士还要经常面对急症、重症病人的抢救，面对病人的生离死别；另外护士还要频繁倒班，这种不规律的生活对护士的身心造成的压力也很大。

（2）复杂的人际关系：护理工作需要面临复杂的人际关系，包括护患关系、医护关系、护理人员间关系，护士和医院后勤人员、行政人员、护士和病人家属等的关系，其中护患关系和医护关系是护士面临的两个最主要的人际关系。

（3）高风险的工作：医院环境中有许多有害的致病因素，如细菌和病毒的侵袭、辐射的危害、药物的不良反应等，使护士在客观上面临感染的危险和其他医源性损伤；另外，随着病人的维权意识增加，加之我国实施医疗举证责任倒置政策，护理工作面临比以往更高的职业风险，担心差错事故，如打错针、发错药等。这种高风险也给护士带来了很大的心理压力。

2. 协助适应策略

（1）树立正确的职业价值观，建立现实的期望和目标。

（2）参加继续教育，不断提高专业知识与技能水平，提高自我调节、解决问题、决策参与的技巧。

（3）妥善处理各种人际关系。护理工作需要面临复杂的人际关系，因此护士应设法积极应对，妥善处理，减少因人际关系紧张或冲突带来的压力。

（4）动用社会支持系统。在面临压力时向亲属、朋友、同事倾诉，寻求帮助；要善于利用领导和上级主管部门的支持，如给护士提供更多深造机会，提高护士的待遇，加强技能培训，合理调配人员，减少护士非专业性工作，避免超负荷工作等。

（5）应用放松技巧。护士可通过培养一些轻松、健康的兴趣与业余爱好，积极参加各类社团活动，使自己在工作之余得以放松。也可以采用适应的自我调节方法，如听音乐、散步、阅读等，为不良情绪寻求一个适当的发泄途径。

第四节 沟通理论

沟通是人际交往的主要形式及方法。在社会生活中，人们通过沟通传递信息、交换意见、表达思想及情感，建立各种人际关系，达到满足精神及物质需要的目的。在护理工作中，护士需要与病人及其他有关人员进行有效沟通，以建立各种工作关系，获得病人全面而准确的健康信息，解决病人的健康问题，满足病人生理、心理、社会、精神及文化等多方面的需要，使病人获得最佳的健康状态。因此，沟通是护理实践中的重要内容，也是发展良好护患关系的重要技巧。

一、沟通概述

（一）沟通的概念

沟通（communication）又称交往、交流，是随着人类社会的形成而产生的，是人类社会交往的基本形式。其意义相当广泛，可以是人与人、人与物或通讯工具之间的信息传递。本书所指的沟通是人际沟通（interpersonal communication），即人与人之间信息传递的过程。

沟通作为一个社会心理学名词，有狭义及广义之分，狭义的沟通指以信息符号为媒介，人与人之间进行的信息、思想及感情的交流。广义的沟通指人类整个社会沟通过程，不仅包含信息、情感及思想的沟通，同时也包含相互作用个体的全部社会行为，以及采用各种大众传播媒体所进行的沟通。本书采用狭义的沟通概念，即沟通是人与人之间借助语言和非语言行为，进行交换信息、思想及感情的过程。

（二）沟通的形式

人类信息的传递及沟通可以采用不同的形式，可以通过具体的事物或采用象征性的形式进行传递，可以应用空间距离、面部表情、眼神、动作等非语言形式来表达，也可以采用语言、语气等语言形式来表达。按照沟通的方法不同，沟通可分为语言沟通及非语言沟通（见第二章，护士素质与行为规范）。

（三）沟通的层次

鲍威尔（Powell）认为，根据人际交往中交往双方的信任程度、信息沟通过程中的参与程度及个人希望与别人分享感觉的程度的不同，可以将沟通分为5个不同的层次。

1. 一般性沟通（cliche conversation） 是最低层次的沟通，有人称为陈词滥调式的沟通。沟通双方一般只使用一些表面性的、社会应酬性的话题，如有关天气或问候类的话语。这种不涉及个人问题的一般性沟通可以使初次交往的双方有一定的安全感，也能避免话不投机而产生的尴尬局面。

2. 事务性沟通（fact reporting）　是一种纯工作性质的沟通，沟通的内容一般只涉及所要沟通的事实，不需沟通双方参与个人感情，不掺杂个人意见，也不牵扯私人关系，只需将沟通中信息或内容准确地传递给对方。

3. 分享性沟通（shared personal idea and judgment）　是一种除了沟通信息，还交流个人的想法及判断的沟通层次。这种层次的沟通建立在相互有一定信任的基础上，沟通者希望表达自己的想法及判断，并与对方分享，以达到相互理解的目的。

4. 情感性沟通（shared feeling）　沟通双方除了分享对某一问题的看法及判断，还会表达及分享彼此的感觉、情感及愿望。一般交往时间长，信任度高的人才会达到这种沟通层次。

5. 共鸣性沟通（peak communication）　是沟通的最高层次，也是沟通所达到的最理想的境界。沟通双方达到了短暂的、高度一致的感觉。达到这种沟通层次时，有时沟通双方不需要任何语言就能完全理解对方的体验及感受，也能理解对方希望表达的含义。

二、护患沟通与沟通技巧

对护士而言，沟通是护理实践中的重要内容，有着特殊的工作含义。为使沟通顺利进行，护士除了要了解沟通的一般知识外，还必须掌握并合理运用良好的沟通技巧，才能取得病人的信任，从而获得有关病人的全面信息，并以此为依据，为病人制定个体化的护理计划，以满足病人生理、心理、社会、精神及文化等多方面的需要，促进病人早日康复。

（一）护患沟通的概念

护患沟通（nurse-patient communication）有狭义和广义之分，狭义上，指护士与病人之间进行的信息交流及相互作用的过程。广义上，指护士与病人及其家属、亲友等的信息传递与交流。护患沟通所交流的内容是与病人的护理及康复直接或间接相关的信息，同时也包括双方的思想、感情、愿望及要求等方面的沟通。

（二）护患沟通的目的

1. 帮助建立相互信任、开放性的护患关系，为实施护理营造良好的人际工作环境。

2. 全面了解病人的情况，收集有关信息，为护理提供充分的依据，促进病人的康复。

3. 与病人商讨有关的健康问题、护理措施及护理目标，取得病人的合作，鼓励家属的参与，与病人共同努力，达到护理目标。

4. 向病人提供有关的健康知识及相关信息，帮助病人预防并发症，并努力提高病人的自我护理能力。

5. 向病人提供有关的咨询及心理支持，促进病人的身心健康及全面康复，提高护理质量。

（三）护患沟通的特征

1. 专业性、目的性、工作性的沟通，有特定的内容及要求。

2. 沟通信息涉及病人的健康及生命的安危。

3. 沟通渠道多，涉及范围广。不仅涉及护患沟通，也涉及护士与病人家属、护士与医生及其他健康保健人员的沟通。沟通的内容涉及病人身心康复的各个方面。

4. 在沟通时需要护士应用护理学、社会心理学、人文学、医学等方面的知识。根据病人的年龄、文化程度、社会角色等特点来组织沟通的内容，并采用相应的沟通方式。

5. 信息的沟通有时涉及病人的隐私，具有一定的法律及道德意义。

6. 需要护士以病人为中心，对病人尊重、信赖、坦诚、同情、理解及关怀。

（四）促进护患沟通的技巧

1. 了解病人 病人的文化程度和背景、信仰和价值观、情感和态度等，直接影响其对某些事件的看法和采取的行为。护士只有在充分了解病人的基础上，才能与其进行良好的沟通，避免彼此间的误解。

2. 尊重病人 每个病人都有尊严，护士应以礼貌、尊敬的态度对待他们，以真心、爱心赢得病人的信任。尊重病人是与病人进行良好沟通、建立良好的护患关系的先决条件。

3. 掌握谈话节奏 不同的病人，其谈话和反应的节奏不同，有快有慢。护士应根据病人的具体情况，注意掌握沟通的节奏，尽量与病人保持一致，而不强迫他们与护士保持一致。

4. 传递温暖 与病人沟通时，护士应尽量在各个方面使他们感到舒适，如安排谈话的时间、地点、沟通的方式等。在日常护理工作中，护士应真诚对待病人，使其感到被尊重、被关心和被重视，赢得病人的信任。只有这样，护患之间才能建立较深的信任感，达到较高层次的沟通。

5. 保护隐私 如果谈话的内容涉及病人的隐私，不要传播给其他人，更不能当笑料或趣闻四处播散。如有必要转达时，应告诉病人并征得其同意。

6. 理解感受 由于受年龄、生活阅历和范围等因素的限制，人们亲身体验、亲眼所见的事物总是不够的，这就需要“移情”来补偿。移情是对他人更高一层的理解与同情。如果护士能够设身处地的从病人的角度理解他们，倾听他们的诉说并给予真诚的关怀，就能够使护理工作更有成效。

7. 运用倾听、提问、沉默、抚摸、幽默等技巧 见第二章，护士素质与行为规范。

（五）特殊情况下的沟通技巧

1. 愤怒者 沟通的重点是对病人的愤怒做出正面反应，视病人的愤怒、生气为一种健康的适应反应，不要对其采取任何的攻击性或指责性行为，尽量提供机会让病人表达及发泄自己的焦虑及其他情绪。应用倾听技巧了解病人的感受及愤怒的原因，对其所遇到的困难及问题及时做出理解性的反应，并及时满足病人的需要，减轻其愤怒情绪，使其身心恢复平衡。

2. 要求太高者 护士应多与病人沟通，仔细观察病人的表现，允许其抱怨，对其合理要求及时做出回应。有时可应用幽默或非语言的沟通技巧让其感受到护士的关心及重视，对一些无理要求或抱怨的病人，如果没有特殊的原因，护士对其表示理解的同时，也要进行一定的限制。

3. 不合作者 护士应主动与病人沟通，了解不合作的原因，使其更好地面对现实，积极地配合治疗与护理。

4. 悲哀者 护士应用沟通中的鼓励发泄、倾听、移情、沉默等技巧对病人表示理解、关心及支持，尽可能地多陪伴，使病人及时度过悲哀心理，恢复平静。

5. 抑郁者 护士应尽量表示体贴及关怀，以亲切、和蔼的态度，简短地提问。及时对病人的需要做出反应，使其感受到护士的关心及重视。

6. 病情严重者 尽量缩短沟通时间，对意识障碍的病人，护士可以重复一句话，以同样的语调反复与其交谈，观察其反应。对昏迷的病人可以根据具体情况适当增加刺激如触摸，以观察其是否有反应。

7. 感知觉障碍者 对听力障碍的病人可应用非语言的沟通技巧如面部表情、手势，或应用书面语言、图片等与其沟通。对视力障碍的病人可用触摸的方式让其感受到护士的关心，在接近或离开病人时要及时告知，不要使用病人不能感知的非语言沟通。

三、影响沟通的因素

人际沟通是在两个或两个以上个体之间的信息传递过程。影响人际沟通的因素可能来源于信息发出者或接收者，也可能来源于环境。

（一）个人因素

1. 生理因素 沟通双方许多暂时性的生理不适或永久性的生理缺陷因素，如任何一方处于疲劳、疼痛状态、失语、耳聋等，均可以影响沟通的效果。

2. 情绪因素 沟通双方或一方处于情绪不佳或不稳定状态时，可以影响信息的传递和接收。护士应通过观察，及时发现病人隐藏的感情和情绪，同时学会控制自己的情绪，确保不因双方的情绪妨碍有效沟通。

3. 认知因素 由于个人经历、受教育程度和生活环境等不同，沟通双方的认知范围、广度、深度以及认知领域都有所差异，这些都可以影响沟通的效果。与病人沟通时，护士要注意考虑对方的职业和知识水平，尽量选用符合对方知识层次的语句。

4. 社会文化因素 沟通双方的社会文化背景，如不同的职业、民族、文化，尤其生活环境、风俗习惯、宗教信仰、对事物的理解、价值观存在差异，有时也会导致信息传递不畅。

（二）环境因素

1. 物理环境 主要指环境的舒适度，包括光线、温度、噪音、整洁度、隐蔽性等，如安静整洁、有利于保护病人隐私的环境适合护患之间的沟通。

2. 社会环境 社会环境包括周围的气氛、人际关系、沟通的距离等，均可以影响沟通的顺利进行。

（三）不恰当的沟通方式

常见的不良的沟通方式有以下几种情况：

1. 突然改变话题 如果护士对交流的内容中没有意义的部分缺乏耐心，突然改变话题，或转移谈话的重点，会给病人一种不愿意听他说话的感觉，妨碍病人谈出有意义的信息。

2. 虚假的、不恰当的保证 护士有时对病人说一些肤浅的宽心话，给以虚假的保证，如“你一定会好的”、“病情会越来越好，你放心好了”。这样会使病人不愿意或无法将自己真实的感受表达出来，病人感觉护士并不理解他的感受或对他的感受漠不关心。

3. 主观判断或说教 在沟通过程中使用一些说教式的语言，并过早地表达自己的判断，使病人没有机会表达自己的情感，或觉得自己像学生一样在接受老师的教育。如护士对病人说：“如果是我，我会如何”，使病人感觉自己的感受对护士毫无意义，会停止与护士的沟通。

4. 信息发出的量及速度超载 人患病时由于身心不适，会对沟通过程中的信息接受能力下降，而护士有时在工作繁忙的情况下，会急于求成，特别是在进行健康教育时，速度太快，信息量太大，影响教育的效果。

5. 言行不一 护士的语言及非语言信息表达不一致，会使病人产生误解，或从护士的表现来猜测自己的病情，而产生护患沟通障碍。

6. 急于阐述自己的观点，过早地做出结论 护士如果在沟通中没有经过思考很快对一个问题做出回答，会阻断病人要表达的感情及信息，无法表达真正困扰他们的问题及感觉，将使病人有孤立无助、无法被理解的感觉。

7. 过度发问或调查式提问 指对病人持续提问，对其不愿讨论的话题也要寻求答案。这会使病人感到被利用和不被尊重，而对护士产生抵触情绪。因此，护士应注意病人的反应，在病人感到不适时及时停止互动。同时，避免对病人采用调查式的提问，如"告诉我，你妈妈去世以后，你是如何看待她的"等。

四、治疗性沟通

治疗性沟通是护士帮助病人进行身心调适，使病人从疾病状态向健康方向发展，能应对应激、调整适应，并与他人和睦相处的技巧。它是一般性沟通在护理实践中的应用，是有目的、以病人为中心的沟通。治疗性沟通的内容是护理范畴内与健康有关的专业性知识内容。其成功的前提，除取决于护士与病人之间的良好关系之外，还取决于在沟通的各个阶段恰当地运用沟通技巧。

（一）准备沟通

为了使沟通成功，护士在每一次沟通前均应做好充分的准备，以便控制，使沟通顺利进行。准备的内容包括以下几方面：

1. 全面了解病人的有关情况 阅读病历以了解病人现在的和过去的病史、治疗经过以及有关本次疾病的诊治情况，必要时向其他医务人员了解病人的有关资料。

2. 明确沟通的目的和任务 即为什么要进行沟通，要完成的任务是什么，必要时列出沟通提纲，使护患双方的沟通都能够围绕主要问题展开。

3. 选择合适的时间 根据沟通的性质和目的制定沟通计划，结合病人的病情、入院时间、拟谈时间、护士的工作安排等情况，选择护患双方均感到方便的时间，并提前通知病人。

4. 环境的准备 结合病人的身心状况，提供心理稳定性的沟通环境。当进行较为正式的沟通时，要保持环境安静整洁，去除环境中容易造成病人注意力分散的因素，其次要为病人提供环境上的隐秘性，避免沟通期间有治疗和护理活动等干扰事件。

5. 护士的准备 护士在沟通前要做好身体和心理的准备，做到衣着得体，举止稳重，态度和蔼，让病人产生信任感。

（二）开始沟通

沟通开始是形成第一印象的重要时期，如果护士在沟通之初就能营造温馨的气氛、表达愿意接受对方的态度，会使病人开放自己并坦率地表达自己的思想情感，使沟通顺利进行。因此，护士在与病人开始沟通时，应注意提供支持性语言，建立信任和理解的氛围，减轻病人的焦虑，为顺利进行沟通营造气氛。在此过程中护士应注意：

1. 有礼貌地称呼病人，主动介绍自己，使病人有相互平等、相互尊重的感觉，产生信任感。

2. 向病人介绍本次沟通的目的，大致所需要的时间。

3. 帮助病人取舒适的体位。

4. 选择适宜的沟通开始方式，创造一个无拘束的沟通气氛，与对方建立初步的信任关系。开始沟通的方式包括：

（1）问候式："您今天感觉怎么样"或"您昨晚睡得好吗？"

（2）关心式："这两天天气比较凉，多穿点衣物，别着凉了"，"您想下床走走吗？我来扶您一下"。

（3）赞扬式："您今天气色真不错"，"您看上去比昨天好多了"。

（4）言他式："这束花真漂亮，是您家人送来的吧"，"您在看什么书呢？"

（三）正式沟通

随着沟通的展开，护士要把话题转向既定的讨论内容，在沟通过程中，护士应注意把握以下4个方面：

1. 注意提问的方式　问题应简单明了，一般以开放性、间接的问题提问，必要时以封闭问题引导。每次提问一般只限一个问题，待对方回答后再提第二个问题，避免提双重性以及"为什么"之类的问题。

2. 合理选择表达的方式　根据病人不同的年龄、职业、文化背景、知识结构等，选择不同的方式表达问题。注意语言应通俗易懂，对一些答案，护士可以通过进一步提问来澄清。

3. 注意非语言沟通　护士在沟通时，应注意自己非语言性信息的表达，并注意观察病人的非语言行为，以便获得正确的信息。

4. 适时运用沟通技巧　可以应用沉默、集中注意力、引导会谈方向、核实等沟通技巧以加强沟通的效果。

（四）结束沟通

沟通的结束是为下一次沟通、讨论创造条件，也为护患关系的建立打下良好的基础。成功的结束沟通应注意以下几点：

1. 提醒沟通即将结束，让对方有心理准备，如"我们今天还有5分钟的谈话时间"等。

2. 将本次沟通的主要内容作一简要总结。

3. 尽量不再提出新的问题，若病人提问则另外约定沟通时间。

4. 将护理的初步方案告诉病人，为下一次沟通做好准备。

5. 对病人表示感谢，必要时预约下次沟通时间。

（五）记录沟通

沟通中，为了不遗漏信息，护士应及时记录沟通的内容，记录时应注意以下技巧：

1. 告诉病人记录的原因，防止对方误解。

2. 记录要简明扼要，主要精力应放在沟通、聆听上。

3. 尽可能在沟通中记录病人提供的信息。

4. 注意记录资料的保密性。

（张　宏）

思考题

1. 谢某，男，32岁，某外企公司市场营销部经理。因上班路上意外车祸致下肢开放性骨折而急诊入院。查体：血压70/40mmHg，心率120次/分，脉搏细弱，表情淡漠，四肢厥冷，躁动不安，立即抗休克治疗。输全血800ml，输液2000ml。

问题：

(1) 此时病人有哪些基本需要？

(2) 护士应如何满足病人的基本需要？

2. 吕某，女，46岁，乳腺癌，拟行乳腺癌根治术，病人对疾病一无所知。

问题：

(1) 什么叫治疗性沟通？

(2) 护士应如何与该病人进行第一次治疗性沟通？

3. 孙先生，男，76岁，大专文化程度，因冠心病入院治疗。该病人曾因老年退行性神经病变而导致耳聋。

问题：

(1) 对孙先生而言，影响沟通的主要因素有哪些？

(2) 护士向孙先生介绍病房环境及疾病相关知识时，应如何进行有效的沟通？

第六章　护理理论与模式

学习目标

知识目标：

1. 了解并解释自我护理、自理缺陷、刺激、一级评估、二级评估、弹性防线、正常防线、抵抗线及一级、二级、三级预防的含义；自理理论、适应模式、系统模式对人、环境、健康、护理四个基本概念的描述。

2. 熟悉自护理论、适应模式、系统模式的基本内容。

能力目标：

能应用自护理论、适应模式、系统模式解决护理实践中遇到的实际问题。

素质目标：

引导学生以现代护理理论为基础形成先进的护理理念并指导自身的专业行为。

徐某，男，67岁。入院前与老伴一起居住，既往体健，生活完全自理，现股骨头置换术后一周。病人病情平稳，体温36.8℃，脉搏70次/分钟，血压130/85mmHg，住院期间病人的女儿每天前来医院照顾，因考虑到父亲年迈，从协助翻身到喂水喂饭，照顾得非常周到，老人从来不需要自己动手。

问题：

1. 你认为女儿的这种照顾是否合适？

2. 作为主管护士你应该做些什么？

任何专业性的学科都要建立自己的理论体系以指导专业实践。在现代护理学的发展过程中，已逐步形成了融护理理论和专业实践为一体的知识体系，尤其是自20世纪50年代后，护理专家们通过不断探索，相继建立了护理学的理论或模式，如奥瑞姆的自护理论、罗伊的适应模式、佩普劳的人际间关系模式、纽曼的健康系统模式等。这些理论或模式试图从不同角度对护理现象进行解释，对护理的核心概念——人、环境、健康和护理进行描述，对概念之间的关系进行逻辑推测。每个模式的着眼点、侧重点各有不同，不同的护理理论、模式相互补充，丰富和完善了护理学的理论体系，使我们对护理有了多角度、多层次的认识，为护理实践、教育、科研和管理提供了依据，为护理专业的进一步发展奠定了基础。

第一节 奥瑞姆的自护理论

自护理论（theory of self-care）是由美国当代著名的护理理论家罗西娅·奥瑞姆（Dorothea. E. Orem）于1971年提出的，论述了人的自护需求、自理缺陷与护理的关系，提出护理的目标就是最大限度地维持及促进护理对象的自理。奥瑞姆的自护理论已经成为护理教育、护理实践、护理管理和护理研究的主要模式之一，得到了广泛的应用。

奥瑞姆简介

奥瑞姆是美国著名的护理理论家之一，1914年出生于美国的马里兰州，1932年完成初级护理教育，后来分别于1939年和1945年获美国天主教大学护理学士学位及护理教育硕士学位，1976年获乔治城大学荣誉博士学位。奥瑞姆护理工作经验丰富，曾任临床护士、护士长、护理教育专家等，在临床护理、护理教育和管理方面有着丰富的经验。20世纪50年代末开始致力于护理现象及本质的研究，1959年发表了《护理是对人提供自理照顾的职业》一文，1971年出版了其理论代表著作《护理：实践的概念》（Nursing: Concepts of Practice），该书自出版以来多次修订再版，每一次再版奥瑞姆都结合护理专业的发展对自己的理论进行完善，使之对护理实践更具指导作用。

一、奥瑞姆自护理论的基本内容

奥瑞姆自护理论包括3个相关理论结构：自护理论结构、自我护理缺陷理论结构和护理系统理论结构（图6-1）。

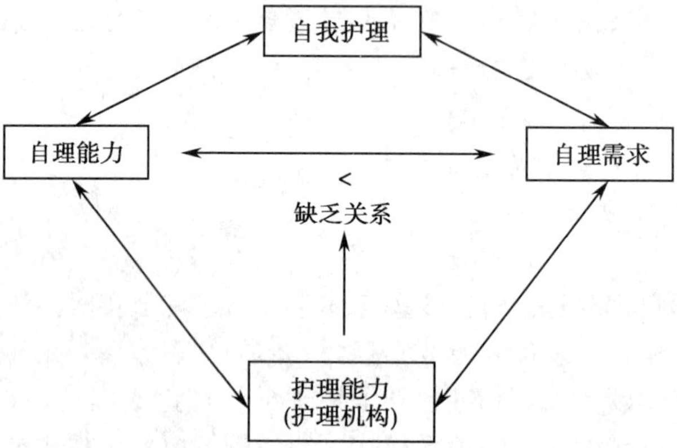

图6-1 自护理论结构示意图

1. 自护理论结构（the theory of self-care） 奥瑞姆在自护理论结构中，主要阐述了什么是自我护理，人有哪些自护需要。

（1）自我护理（self-care）：简称自理，是个体为维持生命、健康和功能完好而采取的一系列自发性调节活动，是有意识的、通过学习获得的、连续的行为。自理活动并非天生就具有的本能，而是个体在成熟过程中通过学习获得的，贯穿于人的日常生活之中。个体需要运用智慧和经验，通过不断尝试或向他人学习使自理活动得以更好地完成，其是否有效直接影响个体的健康。

（2）自护能力（self-care agency）：指个体进行自护活动或自我照顾的能力。奥瑞姆认为人的自护能力主要包括以下10个方面：重视和警惕危害健康因素的能力；控制和利用体能的能力；适当变换体位的能力；认识疾病和防止复发的能力；正确对待疾病的态度；对健康问题的判断能力；学习和运用疾病治疗和康复相关知识和技能的能力；与医务人员进行有效沟通并配合治疗的能力；安排自我照顾行为的能力；寻求有效社会支持和帮助的能力。个体的年龄、生活经历、健康及经济状况、行为习惯、学习能力、社会文化背景、健康服务系统等因素会影响其自护能力。一般来说，正常成人有能力从事自护活动，以保持人体结构的完整性、人体的正常功能及个体的发展；但婴幼儿和那些不能自理或不能完全自理的成人则需要不同程度的帮助。

（3）自护需要（self-care requisites）：指个体的自我照顾能力在特定时期是否能满足自我照顾需要。自护需要包括以下3方面：

1）一般性的自护需要：也称日常生活需要，是所有人在生命周期的各个发展阶段都会出现的需求。主要包括6个方面：摄入足够的空气、水和食物；排泄代谢产物；维持活动与休息的平衡；正常的社会交往活动；避免有害因素对机体的刺激；促进人的整体功能与发展。

2）发展性的自护需要：是在生命发展过程中各阶段特定的自护需要以及在某种特殊情况下出现的新的需求。包括：①不同发展时期有不同的需要：如婴幼儿期应养成良好的饮食习惯、排泄习惯等；青少年期正确认识自己的第二性征、学习社会和文化知识，学会与人相处；而成年期要有稳定的工作、收入、婚姻，事业有所成就等。个人所处的发展阶段不同，发展的自护需要不同，所采取的自护行为也就不同。②当个人在成长发展过程中遇到不利情况时，有预防和处理这些不利情况的需求，如失学、失去家人或亲友时个体都会出现如何应对这些不利情况的需求。

3）健康不佳时的自护需要：指个体发生疾病、遭受创伤及特殊病理变化，或在诊断治疗过程中产生的需要。包括寻求适当的健康服务；了解自身疾病及预后，合理配合诊疗及护理；学习相应的技能；接受伤残事实及重新树立自我形象与自我概念等。

个体的一般性自护需要、发展性自护需要及健康不佳时的自护需要共同构成了个体在特定时期的自护总需要（self-care agent）。当人的自理能力大于或等于其自护总需要时，人就能自理。当个体能有效地进行自理时，则会维持人的整体性并促进个体功能的发展。

2. 自我护理缺陷理论结构（the theory of self-care deficit）　这是奥瑞姆理论模式的核心部分，主要阐述了个体什么时候需要护理。奥瑞姆认为：在某一特定的时间内，个体有特定的自护能力及自护需要，当个体的自护能力不能满足其自护需要时就出现了自理缺陷，此时个体就需要护理照顾。存在与健康有关的自理能力缺陷是确定护理对象需要专业护理的标准。

3. 护理系统理论结构（the theory of nursing system）　奥瑞姆在护理系统理论结构中，主要阐述了如何通过护理系统帮助个体满足其自护总需要。根据病人的自护需要、自护能力和护士的职责范围，护理系统分为3种：全补偿系统、部分补偿系统和支持-教育系统。在护理系统理论结构中，奥瑞姆明确了护士的责任、护士和病人应承担的角色和功能、护患关系存在的依据等（图6-2）。选择哪种护理系统可根据病人的自护需要和自护能力而确定。

（1）全补偿护理系统（the wholly compensatory system）：病人没有自护能力，所有的自护需要完全依靠护士完成，护士必须“替”病人做所有的事以满足其自护需要。适用此系统的病人可以根据程度的不同分为3种情况：①病人在心理和身体上均没有从事自理的能力，如昏迷的病人；②病人意识清楚，知道自己的自护需要，但体力上不能完成，如高位截瘫的病人；③病人虽然具备完成自护需要的体力，但存在精神障碍，不能作出有关自理的合理判断和决定，如重度智力残疾者。

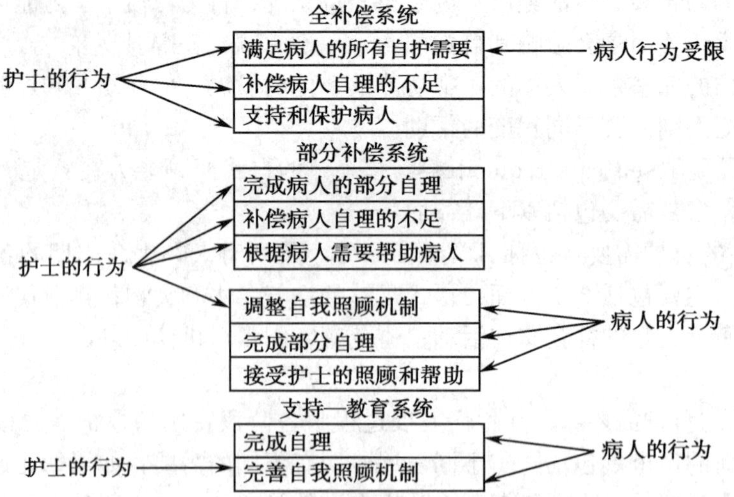

图6-2 奥瑞姆护理系统理论结构示意图

（2）部分补偿护理系统（the partly compensatory system）：病人有能力满足自己的一部分自护需要，另一部分自护需要的满足需要护士协助完成，即护士“帮助”病人完成自理活动。部分补偿系统也根据程度的不同分为以病人完成自护需要为主和以护士协助完成自护需要为主。如上肢骨折术后的病人，尽管自己能满足大部分自护需要，但仍需要护士提供不同程度的帮助，如协助完成口腔清洁、肢体活动、如厕和帮助更换敷料等。

（3）支持-教育系统（supportive-educative system）：病人有能力执行或学习一些必要的自护方法，但需要在护士的指导下才能完成。护士的角色是促进、提高病人的自护能力，促使病人成为自理者，不需要“替”病人做或“帮助”病人做，需为病人提供的是心理上的支持、技术上的指导以及促进发展的环境。

奥瑞姆认为护理系统是个动态的行为系统，护士要充分地估计病人的自护能力，根据病人的自护能力和自护需要选择与之相适应的护理系统，在同一病人的不同病情阶段可以使用不同的系统进行护理。如择期手术病人，刚入院时可以采用支持-教育系统，术前准备期可能转为部分补偿系统，术中及术后早期为全补偿系统，术后恢复期又可转为部分补偿系统，而到了出院前又转为支持-教育系统。总之，选择有效的护理系统的目的就是选择最佳的护理方法帮助病人。

二、奥瑞姆自护理论中的四个基本概念

1. 人 奥瑞姆认为整体的人的功能包括生理的、心理的、人际间的和社会的，人的自护活动也应包括这几个方面。人有学习和发展的能力，人不是通过本能而是通过学习行为达到自理的。自护能力的培养不但能调动人的主观能动性，而且是尊重人的尊严、尊重

病人权利的体现。

2. 健康 奥瑞姆支持 WHO 关于健康的定义，指出健康是多方面的，良好的生理、心理、人际关系和社会适应是人体健康不可缺少的组成部分，这几方面不可分割。自理对维持健康状态是必需的。

3. 环境 奥瑞姆视环境为“存在于人的周围并影响人的自护能力的所有因素”。人生活在社会中都希望能进行自我管理，对自己及依赖者的健康负责。对那些不能自我满足自护需要的人，社会是能接受的，如病人、老年人、残疾人等，并根据其自护能力提供帮助。自我帮助和帮助他人都被社会认为是有价值的活动。

4. 护理 护理是一门科学、艺术与技能相结合的学科，护理的目的是预防自理缺陷发展并为有自理缺陷者提供帮助。护理是一种服务，一种助人的方式。护理活动是以自理这一观念为基础的，要根据人的年龄、个体发展、健康状况、社会文化背景等选择不同的护理方式，随着个体健康状况的恢复或当个体已学会如何进行自理时，个体对护理的需要也就逐渐减少或终止。

三、奥瑞姆自护理论在护理中的应用

奥瑞姆将自护理论与护理程序有机地结合起来，通过有效的评估方法和工具，评估病人的自护能力与自理缺陷，明确护士的角色功能，以帮助病人更好地达到自理。

1. 评估病人的自护能力和自护需要 这一步是确定病人存在哪些方面的自理缺陷以及引起自理缺陷的原因，这就需要通过评估病人的自身条件、自护需要和自护能力来确定，并在此基础上决定病人需要的帮助，来达到维持生命和恢复健康的目的。在此阶段奥瑞姆强调必须重视评估病人及家属的自护能力，以使他们参与护理活动，尽快达到自理。

2. 设计恰当的护理系统，制定护理计划 首先应根据病人的自护需要和自护能力，选择一个恰当的护理系统。然后结合病人的自护需要制定详细的护理计划，特别是制定帮助病人的具体措施，以达到恢复和促进健康、增进自护能力的目的。

3. 实施护理措施 在前两步的基础上，护士根据护理计划提供恰当的护理措施，然后观察和评价病人的反应，根据病人自护需要和自护能力的改变，调整所选择的护理系统，修改护理方案。

【应用举例】

曾某，男，57 岁，饭后散步时突发心肌梗死，急诊入院。入院后立即行冠状动脉造影，造影显示左前降支完全阻塞，术中放置支架 2 个，返回病房时脉搏 70 次/分，血压 130/85mmHg，疼痛缓解。住院四周后，病人病情平稳，医嘱次日出院。请用奥瑞姆护理系统分析此病人的护理。

根据病人存在的健康问题及其自理情况，应用奥瑞姆自护理论分别为其提供完全补偿系统、部分补偿系统和支持教育系统。

1. 完全补偿系统 病人一周内应绝对卧床休息，一切日常生活均由护理人员提供帮助。此时应缓解病人的紧张情绪，保持病室安静；少食多餐、不宜过饱，给病人提供易消化的低脂饮食；遵医嘱用通便药物以保持排便通畅；严密观察病情。

2. 部分补偿系统 病情稳定后，鼓励病人完成进食、如厕等自护活动；鼓励病人适当活动，避免静脉血栓形成。同时做好介入治疗后的护理，密切观察有无出血、血肿、动静脉瘘等并发症。此期护患双方在满足自理方面都起主要作用。

3. 支持-教育系统 出院前做好病人饮食、药物治疗等方面的健康教育等。

第二节 罗伊的适应模式

适应模式是美国护理理论家卡利斯塔·罗伊（Sister Callista Roy）于20世纪70年代提出的。适应模式以社会学、心理学的理论为理论基础，围绕人的适应性行为组织护理活动，通过护理活动来促进人的适应能力的提高，达到帮助人恢复和维持健康的目的。

罗伊简介

罗伊1939年出生于美国的加利福尼亚州，1963年获护理学士学位，1966年获护理学硕士学位，1973年和1977年分别获社会学硕士及博士学位。罗伊多年从事儿科临床护理工作，曾任圣玛丽学院护理系主任、医院护理部主任等职，丰富的工作与学习经历开阔了她的视野。自1964年开始，罗伊以系统论和汉斯·塞利的适应理论为理论基础，阐述了个人的适应行为在决定个人健康和疾病状态中的作用，创立并不断完善了适应模式。论述其适应模式的理论专著包括《护理学简介：适应模式》、《护理理论架构：适应模式》以及《罗伊的适应模式》等。罗伊的适应模式目前被各国护理工作者广泛运用。

一、罗伊适应模式的基本内容

罗伊适应模式认为人是一个适应系统，始终处于内部和外部的各种刺激中，当内外环境中的刺激作用于人体后，机体通过生理调节、认知调节系统做出应对，产生生理功能、自我概念、角色功能和互相依赖4方面的变化，最后机体做出适应性反应或无效性反应。护士在这一适应过程中的主要作用是对护理对象的各种刺激加以控制，降低刺激强度、频率，或者扩大护理对象的适应范围，促进适应性反应，使之成为一个适应良好的个体（图6-3）。

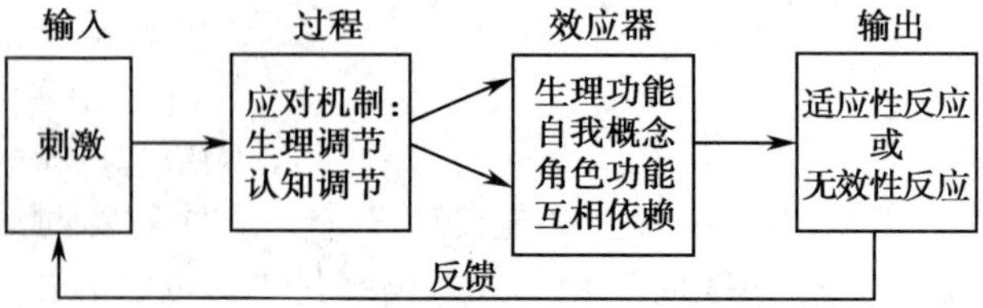

图6-3 Roy适应系统模式图

（一）刺激

刺激是指来自外界环境或人体内部的可以引起反应的信息、物质或能量单位。刺激可分3类：

1. 主要刺激 人所直接面对的、需要立即适应的刺激。它可以是生理上的改变，如外伤、疾病；也可以是环境的改变，如住院；还可能是一种关系的改变，如家庭添加新成员等。

2. 相关刺激 即诱因性的刺激，指所有内在的或外在的、对当时的情景有影响的刺激。如遗传因素、年龄、性别、药物、自我概念、角色、相互依赖、文化等，这些刺激是可以观察到或测量到的。

3. 固有刺激 指原有的、构成本人特质的刺激，与当时的情景有一定联系，但不易观察到或测量到。如个人的经验、态度、个性、嗜好等。

例如，心绞痛病人面临的主要刺激是心肌缺血；相关刺激是冠状动脉硬化狭窄程度、活动量、疼痛阈、环境温度等；固有刺激是有吸烟史、职业影响等。

（二）应对机制

应对机制指个体对外界或内在环境中刺激的内在应对过程。对于各种刺激，人们通过应对机制来完成自身系统的调节过程，人的内在机制包括生理调节及认知调节。

1. 生理调节 这些应对机制是先天获得的。当刺激作用于机体时，机体通过神经-化学-内分泌途径进行调节而产生反应，称生理调节。如呼吸的调节，当血中 CO_2 浓度增高时，会刺激颈动脉体与主动脉体的化学感受器，引起呼吸加速，增加 O_2 与 CO_2 的交换。

2. 认知调节 这些应对机制是通过后天学习得到的。当刺激作用于机体时，机体通过大脑皮层接受信息，经过学习、判断和情感变化等复杂过程进行的调节，称认知调节。如有剧烈疼痛的病人，采取休息等一般措施不能缓解时，会到医院接受检查和治疗。这一行为是大脑接受信息，分析、判断和作出决定的过程，即认知调节过程。

人是一个完整的个体，遇到刺激时，可以单独发生某一方面的调节，但生理和认知调节共同发挥作用更常见。

（三）效应器

效应器指经过生理和认知调节后个体的适应活动。个体在运用应对机制后可以维持以下 4 个方面的适应：

1. 生理功能 与人的基本适应需要相关的生理需要，包括呼吸、循环、营养、排泄、活动与休息、水与电解质平衡、皮肤完整性等。

2. 自我概念 个人在特定时间内对自己的看法与感觉，自我概念包括躯体自我及人格自我。躯体自我即对自身的感觉和对身体形象的主观概念；人格自我即对自我的理想、期望、伦理、道德感等。自我概念主要是维持人的心理完整。

3. 角色功能 即人行使其社会角色的表现，是人在特定场合的义务、权利及行为标准。每个人在社会中的行为是依照其角色而定的。角色功能是为了保持人的社会功能的完整。

4. 相互依赖 即人的社交与人际交往方面的能力，同样具有保持人的社会功能的完整的作用。

（四）适应反应

刺激作用于机体，经过调节过程，调节人的生理功能、自我概念、角色功能和相互依赖各方面，输出的可以是适应性反应或无效性反应。

1. 适应性反应 人能适应刺激并维持了自身的完整统一，以达到生存、成长、繁衍和自我实现。

2. 无效性反应 人不能适应刺激，自我的完整统一受到损害，无法使人达到生存、成长、繁衍和自我实现的反应。

通过对效应器 4 个层面个体行为的观察，护士可识别个体所做出的反应是适应性反应还是无效性反应。人在面对刺激时能否作出有效的反应取决于其适应水平。若把适应水平比作一条直线，则其适应区在该线上下两条虚线之间，这就是人的适应范围。当全部的刺激作用于适应范围以内，输出的将是适应性反应，反之，则输出无效性反应（图 6-4）。

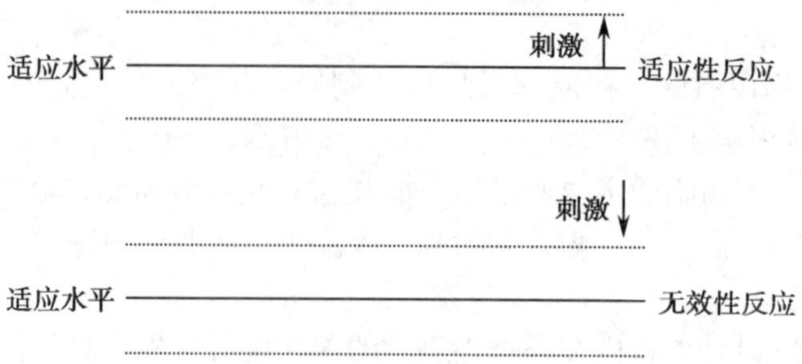

图 6-4 适应水平示意图

个人的适应能力不是固定不变的，而是随时间、环境、条件的不同而变化。

二、罗伊适应模式中的四个基本概念

1. 人 罗伊认为人是一个具有生物、心理和社会属性的有机整体，是一个适应系统。首先，人作为一个有生命的系统，处于不断与环境互动的状态，在系统与环境间存在着物质、能量和信息的交换，故人是一种开放系统。其次，由于人与环境间的互动可引起自身内在的或者外部的变化，而人在这个变化的环境中必须保持完整性，因此，每个人都需要适应。

2. 健康 罗伊认为健康是人的功能处于对改变持续适应的状态。健康是人达到完整的一种状态和过程，没有完整性就没有健康。适应是能促进人的生理、心理和社会完整的过程。当人能够不断适应，即作出适应性反应时，就能保持健康；当人的应对无效，即作出无效性反应时，就会导致疾病。故可以认为健康是适应的一种反映。

3. 环境 人生存在一个对内部与外部刺激开放的环境中。环境是围绕和作用于人的发展和行为的所有情况、事件和因素。

4. 护理 护理的作用是采取各种护理措施对作用于人的各种刺激加以控制，以促进人的适应性反应；或是扩大人的适应范围，使个体能够耐受较强的刺激，从而作出适应性反应。因此，护理人员首先要有分辨各种刺激的能力，以便有意识地控制它们，使所有的刺激都落在病人的适应范围内。在 3 种刺激中，重点需要控制的是主要刺激，然后是相关刺激和固有刺激。其次，护理人员要能预测到病人无效性反应的发生，尽早强化其生理调节器和认知调节器，以防止不良适应的发生。最后，适应模式要求护士有责任维持病人的适应性反应，帮助、支持病人创造性地运用自身适应机制保持健康。

三、罗伊适应模式在护理中的应用

罗伊的适应模式在护理实践中得到广泛的应用，她认为护士的首要任务是采取各种措施控制影响护理对象的刺激，扩大其适应范围，改善其应对方式，促进护理对象在生理功能、自我概念、角色功能及相互依赖方面的适应。根据罗伊适应模式将护理的工作方法分为 6 个步骤：

1. 一级评估 又称行为估计，指护士收集病人生理功能、自我概念、角色功能和相互依赖 4 个方面相关的输出性行为，以确定病人的行为反应是适应性反应还是无效性反应。

2. 二级评估 是对影响病人行为的 3 种刺激因素的评估，以帮助护士明确引发病人无效性反应的原因。

3. 护理诊断 护理诊断是对护理对象适应状态的陈述或诊断。护士通过一级和二级评估，可明确病人的无效性反应及其原因，进而可推断出护理问题或护理诊断。

4. 制定目标 目标是对病人经护理干预后应达到的行为结果的陈述。制定目标时护士应以护理对象的行为反应为中心，要在尊重个人权利的基础上尽可能与病人共同制定，且这些目标应是可观察、可测量和可达到的。

5. 干预　干预是护理措施的制定与落实。罗伊认为护理干预可改变或控制各种作用于适应系统的刺激，使其全部作用于个体适应范围内。控制刺激的方式有消除刺激、减弱刺激、改变刺激或增强刺激。干预也可着重于提高人的应对能力、扩大适应范围，使全部刺激作用于个体适应范围内，以促进适应性反应。

6. 评价　护士将干预后病人的行为改变与目标行为相比较，以确定护理目标是否达到，然后根据评价结果再作计划的修订与调整。

【应用举例】

唐某，女，35岁，已有一子，6岁。门诊以“乳腺癌”收入院，拟于3天后行乳腺癌根治术。夜班护士观察病人晨起后精神很差，面色苍白，眼圈浮肿发黑，哈欠不断。询问后得知病人出现失眠情况，自述“昨晚一夜未入睡”。通过交谈，了解到病人因入院治疗担心孩子的照顾；昨日得知乳腺必须切除，担心术后失去了女性的特征，害怕今后有人嘲笑；也担心乳腺切除后，丈夫嫌弃自己没有女性魅力而影响夫妻关系。与家属交谈后了解到病人性格内向，感情较脆弱。

应用罗伊的适应模式对该病人进行评估。

1. 一级评估　病人出现了无效性反应。

（1）生理功能方面：睡眠型态紊乱。

（2）自我概念方面：自我形象紊乱。

（3）角色功能方面：角色行为冲突。

（4）相互依赖方面：焦虑。

2. 二级评估　分析造成病人睡眠型态紊乱的刺激因素。

（1）主要刺激：即将手术，住院环境改变。

（2）相关刺激：女性；年龄35岁；乳腺即将切除，面临自身生理结构改变；孩子的照顾问题。

（3）固有刺激：性格内向，感情脆弱。

第三节　纽曼的健康系统模式

健康系统模式是贝蒂·纽曼（Betty Neuman）于20世纪70年代提出的。纽曼的健康系统模式是一个综合的、动态的护理模式，它以开放系统、压力与适应理论为框架，用整体的方法看待人与环境的不断互动。

纽曼简介

贝蒂·纽曼是美国一位杰出的护理理论家、精神卫生护理领域的开拓者。她于1924年出生于美国俄亥俄州，1947年完成了护理大专教育，又先后获护理学士、精神卫生硕士及临床心理学博士学位。纽曼曾从事教师、护士、护士长、护理部主任、公共卫生护士及精神病咨询专家等工作，有较丰富的护理教育、临床护理和家庭社区护理经验。她1970年提出了健康系统模式，此后逐步发展和完善该理论，并发表了其代表著作《纽曼健康系统模式》，该模式被广泛用于指导社区护理及临床护理实践。

一、纽曼健康系统模式的基本内容

纽曼的健康系统模式主要论述了应激源对人的作用及如何帮助人应对应激源，以发展和维护个体最佳的健康状态。模式重点阐述了 4 方面的内容：与环境互动的人、应激源、个体面对应激源的反应及对应激源的预防。

（一）人

人是与环境持续互动的开放系统，称为护理对象系统。护理对象系统可以是个体，也可以是家庭、群体、社区。纽曼着重描述了个体，并用围绕着一个核心的一系列同心圆来表示其结构（图 6-5）。

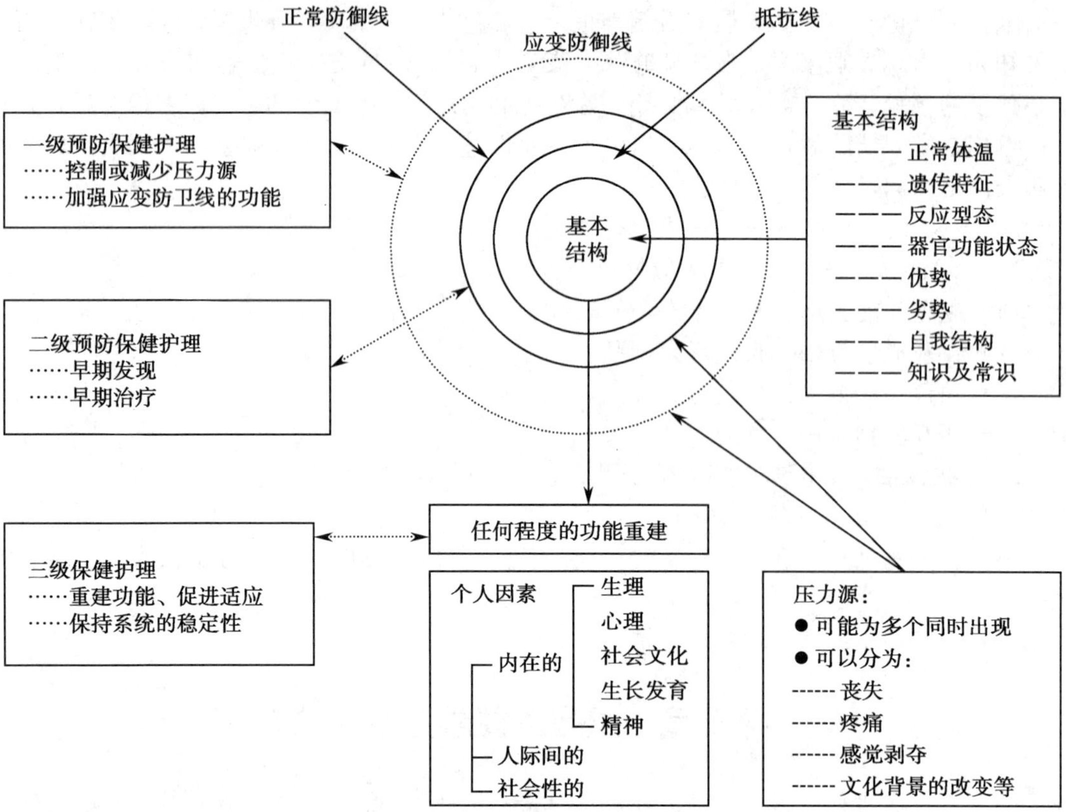

图 6-5　纽曼健康系统模式示意图

1. 基本结构　位于核心部分，是机体的能量源。它由生物体共有的生存基本要素组成，如解剖结构、生理功能、自我结构、基因类型、反应类型、认知能力、体内各亚系统的优势与劣势等。当能量源储存大于需求时，个体保持机体的稳定与平衡。机体具有 3 种防线抵抗有害因素的干扰，维持自身系统的稳定与完整。

2. 弹性防御线　也称应变防御线，为最外层的虚线圈，是保护基本结构的最外层防御机制。它位于机体正常防线之外，是系统对应激源的最初反应或是系统的保护防线。当环境施加压力时，它是正常防御线的缓冲剂，可以防止应激源侵入系统；而当环境给以支持并有助于成长和发展时，它是正常防线的过滤器。此防线具有动态性，能在短期内急速变化。一般来说，弹性防线越宽，距正常防线越远，其缓冲、保护作用越强。弹性防线受个体生长发育、身心状况、认知技能、社会文化、精神信仰等因素影响，失眠、营养不足、生活无规律、身心压力过大等都可削弱其防御效能。弹性防御线的主要功能是防止应激源入侵，缓冲、保护正常防御线。

3. 正常防御线 为弹性防线内层的实线圈，位于弹性防线和抵抗线之间，这是第二道防御机制。机体的正常防御线是个体在生长发育及与环境互动过程中，对环境中应激源不断调整、应对和适应的结果，是人在其生命历程中逐步建立的对外界应激源的正常反应范围，即通常的健康状态或稳定状态。因此，正常防御线的强弱与个体在生理、心理、社会文化、发展、精神方面对环境中应激源的适应与调节程度有关。与弹性防线相似，正常防线也是动态的，只是变化速度慢得多。当健康水平增高时，正常防御线扩展；健康状态恶化时，正常防御线萎缩。一旦应激源入侵正常防御线，个体即发生应激反应，表现为稳定性降低和疾病。

4. 抵抗线 为紧贴基本结构外层的一系列虚线圈，是护理对象系统的第三道防御机制，由支持基本结构和正常防御线的一系列已知和未知因素组成，如白细胞、免疫功能以及其他生理机制。当应激源侵入正常防御线时，抵抗线被无意识地激活，若抵抗线功能有效发挥，它可促使个体回复到正常防御线的健康水平；若抵抗线功能失效，可导致个体能量耗竭，甚至死亡。

以上3种防御机制，既有先天赋予的，也有后天学习的，抵抗效能取决于个体生理、心理、精神、社会文化、发展5个变量的相互作用。3条防御线中，弹性防御线保护正常防御线，抵抗线保护基本结构。当个体遇到应激源时，弹性防御线被首先激活，若弹性防御线抵抗无效，正常防御线遭到侵犯，人体发生反应、出现症状，此时，抵抗线被激活，若抵抗有效，个体又回复到通常的健康状态。

（二）应激源

应激源是指能产生紧张及潜在的引起系统失衡的所有刺激。系统需要应对一个或多个应激源，纽曼模式将应激源分为以下3种：

1. 内在的 指来自于个体内部与内环境有关的应激，如愤怒、悲伤、焦虑、疼痛、失眠、自我形象紊乱、自尊紊乱等。

2. 人际间的 指来自于两个或多个个体之间的应激，如夫妻、上下级或护患关系紧张等。

3. 外在的 指来自于个体外部的应激，如环境陌生、经济状况欠佳、社会保障系统缺乏等。其距离比人际间应激源更远。

（三）反应

纽曼赞同塞利提出的应激可导致全身适应综合征、局部适应综合征和应激反应的三阶段学说，指出应激反应不仅仅局限在生理方面，而是生理、心理、社会文化、精神与发展多方面的综合反应。

（四）预防

纽曼认为护理的目的是通过护理干预来维持和恢复机体系统的平衡，护士应根据个体对应激源的反应采取不同水平的干预，控制应激源或增强人体各防卫系统的功能。她提出了3个级别的预防措施，特别强调了一级预防的作用。

1. 一级预防 当怀疑或发现应激源确实存在而应激反应尚未发生时而采取的干预。其护理的重点是控制或减少应激源，加强弹性防御线的功能，目的是防止应激源侵入正常防御线，主要措施为减少或避免与应激源接触、巩固弹性防御线、正常防御线或降低应激源的强度。如健康宣教、疾病早期检查、预防接种等。

2. 二级预防　当应激源穿透正常防线，个体表现出应激反应，出现症状和体征时而采取的干预。其护理的重点是帮助护理对象早期发现、早期治疗、增强抵抗线。该水平的干预可在应激反应被识别的任何点开始，目的是减轻和消除反应、恢复个体的稳定性，并促使其恢复到通常的健康状态，如观察病情变化、进行各种治疗和护理。

3. 三级预防　当人的基本结构及能量源遭到破坏时而采取的干预。其护理的重点是帮助护理对象恢复及重建功能，减少后遗症，并防止应激源的进一步损害，目的是进一步维持个体的稳定性、防止复发。可通过再教育和最大限度地利用个体内外资源实现，如对病人进行健康教育，提供康复条件等。

二、纽曼健康系统模式中的四个基本概念

1. 人　纽曼对人的认识主要基于整体论、系统论的观点，“系统性”、“完整性”、“开放性”是纽曼关于人的核心概念。纽曼认为，人是一个多维的、整体的开放系统，是由生理、心理、社会文化、精神、发展的5方面因素构成的综合体，这5方面因素彼此关联，并与环境中的压力源持续互动。纽曼还认为，护理学中人的范围不能仅局限在个体，还应该包括家庭、群体、社区。对人的诠释和人的整体观是纽曼健康系统模式的核心内容。

2. 健康　纽曼认为健康是一种动态的过程，是从疾病到强健的连续状态中，任何时间定点内，个体在生理、心理、社会文化、精神与发展5方面对应激源的正常反应范围以及稳定与和谐状态。纽曼曾用“能量学说”来解释人的健康水平的升降：她认为健康就是一种“活能量”，当机体产生和储存的能量多于消耗时，个体的完整性、稳定性增强，健康水平增高，逐步迈向强健；当产生与存储的能量不能满足机体能量消耗需求时，个体的完整性、稳定性减弱，健康水平降低，逐渐发生病变，走向衰竭、死亡。所以，纽曼认为，无论个体系统是趋向强健或疾病状态，保存能量始终是护理的目标和基本工作原则。

3. 环境　所有影响人的内外环境因素均属于环境。环境又分为3类，即内环境、外环境和创造的环境。内环境指个体内在的影响因素或应激源；外环境指外界环境中能影响人的因素，包括人际间关系及社会因素；创造的环境指人在不断地适应内外环境的刺激过程中所产生的环境。人与环境相互影响，环境对人可能有积极或消极的影响。纽曼还特别提到了应激源，认为人体内部的、外部的、人际间的应激源是环境的重要成分。

4. 护理　纽曼将护理定义为通过有目的的干预，减少或避免影响最佳功能状态发挥的应激因素和不利状况，以帮助护理对象获得并保持尽可能高的健康水平。她认为护理的任务就是保存能量，恢复、维持和促进护理对象的稳定、和谐与平衡，从而帮助护理对象沿着健康-疾病轴的正方向发展。

三、纽曼健康系统模式在护理中的应用

纽曼发展了包括护理诊断、护理目标和护理结果的工作步骤。

1. 护理诊断　护士首先需要对个体的基本结构、各防御线的特征以及个体内、个体外、人际间存在和潜在的应激源进行评估，然后再收集资料并分析个体在生理、心理、精神、社会文化与发展5个方面对应激源的反应及其相互作用的资料，最后就其中偏离强健的方面作出诊断并排出优先顺序。

2. 护理目标 护士以保存能量，恢复、维持和促进护理对象稳定性为护理原则，与病人及家属一起，共同制定护理干预措施并设计预期护理结果，并按一级、二级、三级预防原则来规划和组织护理活动。

3. 护理结果 是护士对干预效果进行评价并验证干预有效性的过程。评价内容包括个体内在的、外在的及人际间的应激源是否发生了变化，应激源本质及优先顺序是否改变，机体防御功能是否有所增强，应激反应症状是否得到缓解等。评价的结果可作为再制定护理目标和相应护理干预的依据。

【应用举例】

戴某，男，45 岁，科技人员，有心血管疾病家族史。平时健康良好，但近期因工作压力大，单位里上下级关系不融洽，开始出现疲惫、失眠、食欲欠佳、急躁易怒、血压波动时高于正常范围。两天前到门诊检查，血压 150/95mmHg。

请为该病人制定合理的护理干预措施。

1. 一级预防措施

(1) 指导护理对象平时不吸烟、不酗酒、进食清淡低盐饮食。

(2) 定时锻炼身体。

(3) 遇事泰然处之，以加强弹性防御线、保护正常防御线。

2. 二级预防措施

(1) 血压高时服药。

(2) 合理安排工作，参加一些娱乐活动，适时休假。

(3) 请有重要影响的人对他加以帮助以缓和人际关系。这样可减轻应激反应，加强抵抗线的防御功能。经过一个阶段的调整，助其恢复健康。

3. 三级预防措施

(1) 进行健康指导，总结抵抗应激源的各种有效措施，并坚持下去，力争使血压恢复正常。

(2) 血压高时指导其正确治疗，防止心脑肾并发症的发生。

(侯玉华)

思考题

1. 杨某，男，25 岁。病人主诉右下腹剧烈疼痛，腹痛开始于脐周，然后转移至右下腹。体检：体温 39.5℃，脉搏 113 次/分，血压 125/85mmHg，右下腹压痛，肌紧张，有反跳痛，肠鸣音减弱。入院诊断：急性阑尾炎。立即行手术治疗。

问题：

(1) 试用奥瑞姆自护理论分析现阶段病人的自护需求有哪些?

(2) 手术后病人住院 5 天，在此期间如何选择恰当的护理系统以满足病人的自护需要?

2. 赵某，男，69 岁。既往有高血压病史 20 年，近 5 年发现血糖升高，病人突发右侧肢体无力，言语不便，逐渐加重 2 天。查体：神志清，血压正常，右侧鼻唇沟浅，伸舌右侧，饮水自口角流出，右侧上下肢肌力为 0 级，肌张力低，腱反射（—）。病人有吸烟史

40余年，喜咸食，性格急躁，常与人争吵。发病后，病人精神紧张，经常失眠，自诉“成了废人，还要拖累家人，不如死了好”。

问题：

（1）试用罗伊的适应模式对病人进行评估，分析病人有哪些无效性反应？

（2）病人面临的刺激有哪些？

3. 张某，女，58岁。病人自幼喜食腌制食品，近两周发现进食时下咽困难，入院后经钡餐及组织活检诊断：食管癌。

问题：

（1）纽曼的健康系统模式中，人作为与环境持续互动的开放系统有哪几条防御线？

（2）试用纽曼的健康系统模式说明对该病人的护理干预措施。

第七章　评判性思维与临床护理决策

学习目标

知识目标：

1. 了解评判性思维的构成、层次、标准；临床护理决策的类型、步骤、影响因素。

2. 熟悉评判性思维的概念、评判性思维在护理中的应用；临床护理决策的定义。

素质目标：

1. 明确评判性思维在护理实践中的意义，努力培养评判性思维能力。

2. 明确临床护理决策的重要性，培养临床护理决策的能力。

护生小王刚刚进入普外科病房开始进行毕业实习。工作中她渐渐发现，在进行护理操作时，自己总是严格按照教材上的顺序和要求进行，但有时却会遇到困难。例如，有一天她在和老师一起为一位外伤失血性休克的病人进行输液时，按照教材选择血管的原则“选择远端、粗直、弹性好、避开关节的血管”进行，却没能在病人手背上找到合适的静脉。而当老师发现后直接选择病人的肘正中静脉进行穿刺成功，并且给以夹板固定病人肘部保持伸直位。

事后小王疑惑：为什么自己按照教材的要求却找不到血管，而老师却不遵循要求反而成功了呢？老师解释说：“我刚实习时也和你一样，工作时间长了，就自然会了。书上的原则没有错，只是那不适用于休克病人，对于这样的病人应该以抢救生命为原则，而不是保护血管……”

问题：

1. 比较护生小王和老师在选择血管上有何不同？

2. 真的如老师所说的“工作时间长了，就自然会了吗”？请谈谈自己的观点。

3. 试分析小王和老师的思维各有什么特点。

随着护理工作范围的不断扩展，护理人员经常面对不同的护理对象和各种复杂、多变的临床情景，通过评判性思维的方法进行临床护理决策，能够帮助护士及时做出正确的分析、判断和处理，有效解决护理实践中的问题，从而满足护理对象不同的需要，提高护理服务质量，促进护理专业的科学化发展。

第一节　评判性思维

评判性思维（critical thinking），也译成“批判性思维”，是护士在临床工作中经常用到的一种科学思维的形式，护士需要综合运用所掌握的各种知识、技能对不同的护理对象、不同的健康问题进行评估、分析、综合、推理等，良好的评判性思维能力对于应对复杂多变的临床护理工作是十分必要的。

一、评判性思维的概念

评判性思维的概念由德国法兰克福学派的学者于20世纪30年代提出。1989年美国护理联盟协会（National League for Nursing，NLN）在护理本科的认证指南中将评判性思维能力作为衡量护理教育质量的重要标准。我国护理界在20世纪末开始引入评判性思维，评判性思维被认为是护士应具备的核心能力之一。中国护理事业发展规划纲要（2005—2010）提出：护理教育应“注重分析解决问题能力……的培养”。

评判性思维的概念源于哲学，目前尚不统一。早期的定义之一是Waston和Glaser于1964年提出的，认为评判性思维是发展态度、知识和技能的综合体现。

1991—1992年，美国哲学协会（American Philosophy Association，APA）运用德尔菲（Delphi）方法（反复询问调查、专家意见、直观结果的方法）将评判性思维定义为一种思维判断过程，即一种有目的的、自我调控的判断过程，这种判断是建立在对特定情景运用一定的标准，采用循证的、科学的方法进行分析、评价、推理、解释和说明的基础之上。

1994年，Kataoko-Yahiro提出护理学科的评判性思维是关于护理问题不同解决方法的思考及反思过程，侧重于决定相关信息的可信度及采取何种措施。

1999年，Babara L Adams将护理专业前期评判性思维的定义进行了归纳，认为评判性思维是收集资料，创造性地提出护理诊断和干预措施，从而使护理计划个体化和精确化的逻辑思维过程。

综上所述，从护理学的角度看，评判性思维是护士面临临床复杂的护理问题时所进行的有目的、有意义的自我调控性判断、反思、推理、决策的过程。

二、评判性思维的构成

评判性思维的组成主要包括智力因素、认知技能因素和情感态度因素。

（一）智力因素

智力因素是评判性思维的基础，是指在评判性思维过程中所涉及的专业知识和经验。护理学的专业知识包括人文社会知识、基础医学知识及护理学知识等。现代护理专业要求护士不但要具有基础医学、护理学等扎实的医学知识，还需要具备广博的人文社会知识，如人际沟通、法律与伦理、心理学等知识，这样才能分析护理对象所面临的各种影响健康的因素，正确地判断其健康需要，进而进行合理的临床推理及决策。如对某乳腺癌病人进行术前准备的指导，护士不但应具备乳腺癌病人术前准备的护理专业知识，还要具有人际沟通、伦理、心理学等知识，遵循不伤害的伦理原则，使用恰当的沟通技巧，结合病人的心理特点对病人进行术前准备的指导。

（二）认知技能因素

认知技能因素是评判性思维的核心，是一种思维过程，能够帮助个体在评判性思维过程中综合运用已有的知识和经验，做出符合情境的判断。美国哲学学会提出评判性思维由6方面的核心认知技能组成，包括解释、分析、评估、推论、说明、自我调控。

解释（interpretation）是对推理的结论进行陈述以证明其正确性。在解释过程中，护士可以使用相关的科学论据来表述所作的推论。如某甲状腺腺瘤病人手术后第二天体温38.1℃，病人手术切口等无感染存在，护士可以用手术后的吸收热解释该病人体温升高属于手术后正常情况。

分析（analysis）是鉴别陈述，提出各种不同问题、概念或其他表达形式之间的推论性关系。如病人下午两点测量体温37.6℃，分析体温升高是因为感染导致的？还是因为进食产生的食物特殊动力作用引起的？

评估（evaluation）是对相关信息的可信程度进行评定，对推论性关系之间的逻辑强度加以评判。如对病人术后的体温升高与切口出现红肿的相关性进行评判。

推论（inference）是根据相关信息推测可能发生的情况，以得出合理的结论。如根据病人存在活动无力、进食困难、大小便失禁等情况推论该病人有发生压疮的危险。

说明（explanation）指解释和表达数据、事件、规则、程序、判断、信仰或标准的意义及重要性。如解释病人手术后进食高蛋白饮食对促进切口愈合的意义。

自我调控（self-regulation）是有意识地监控自我的认知行为，进行及时的自我调整。

（三）情感态度因素

情感态度因素是评判性思维的动力，指在评判性思维过程中个体应具备的人格特征，包括具有进行评判性思维的心理准备状态、意愿和倾向。评判性思维要求护士应具有以下情感态度特征：

1. 独立思考　评判性思维要求个体能够独立思考，护士应在发现、分析、解决护理对象健康问题的各个环节注意独立思考，全面考虑护理对象的情况，在查阅资料、与同事讨论并分享观点的基础上做出合理的判断。

2. 执著　由于护理问题的复杂性、多样性，护士常常需要反复的思考，尝试不同的护理方法，有时面临很多疑问和困难，需要护士持之以恒，努力坚持，直到成功解决问题。

3. 自信谦虚　自信是指相信个人能够完成护理工作任务，如能够正确认识自己运用知识和经验的能力，相信个人能够分析判断、正确解决护理对象的问题。同时还要以谦虚的态度认识到自身知识和技能的不足，需要不断更新，学习新理论、新知识、新技能。

4. 诚实公正　指运用同样的标准质疑、验证他人及自己的知识、观点，客观对待不同观点，避免通过个人或群体的偏见，主观作出判断。

5. 负责　在护理实践中，护士有责任为护理对象提供符合护理专业实践标准的护理服务，并承担由此产生的责任。当采取的护理措施无效时，也应该以负责的态度承认某项措施的无效性。

6. 好奇心　强烈的好奇心可以激发护士对护理对象的各种情况进一步评估，来获得更多深入、广泛的信息，以便进行临床决策。

7. 有创造性　特定护理对象的健康问题常需要独特的解决方法，因此，要求护士在评判性思维的过程中，应该具有创造性，根据护理对象的具体情况，有效调动其自身生活环境中的各种因素，促进护理对象健康相关问题的解决。

三、评判性思维的层次

Kataoka-Yahiro 及 Saylor 提出护理评判性思维包括 3 个层次：基础层次、复杂层次和尽职层次。处于不同的评判性思维层次的护士面临相同的护理问题，其解决的方式、有效性存在较大差别。因此，在评判性思维中，护士应了解自己所处的层次，分析相关因素，不断向高层次发展，提高自身的评判性思维能力。

（一）基础层次

评判性思维的基础层次是一种具体思维，建立在一系列规则之上。在此层次时思维者相信专家对每个问题的答案都为正确答案，且坚信所有问题只有一个答案。

在护理实践中，处于此阶段的护士会严格遵守护理常规或操作程序，不能进行调整以满足护理对象不同的需要。如当遇到休克病人时，护士仍然按照静脉输液“选择远端、粗直、弹性好、避开关节的血管”的原则进行，将会发现手背的外周静脉塌陷，导致静脉穿刺失败。

评判性思维的基础层次说明个体缺乏足够的评判性思维经验，是个体推理能力发展的早期阶段。此时，通过接受专家的指导，通过自我调控、及时总结经验、独立思考等来向更高层次发展。

（二）复杂层次

处于该层次的个体思维能力得到一定的提高，主动性增强，认识到问题可以有不同的解决方法，而且相信每种方法各有利弊，会选择合适的解决方法。

在护理实践中，处于此阶段的护士开始走出权威，能够独立地分析和检验选择方案，处理问题会依据具体的情况而定，当在面临复杂情况时能够脱离标准的束缚进行思考，在一定程度上创造性地解决同一问题。如对上例的休克病人，护士会选择肘部或颈部静脉进行穿刺，以及时开通静脉通路，满足给药的需要，待病人休克症状好转，再根据需要决定是否可以使用其他静脉进行输液。

（三）尽职层次

此期护士开始在护理专业信念的指导下，从维护护理对象利益出发，进行专业决策，并承担相应的责任。

在护理实践中，处于此阶段的护士能够对解决各种复杂临床问题的备选方案进行思考，并根据其可行性来选择行为，并以专业要求的原则来实施方案。

四、评判性思维的标准

评判性思维的标准包括智力标准和专业标准两类，能够帮助护士建立更为可靠、有效的思维，从而进行恰当的临床护理决策。

（一）智力标准

智力标准是指评判性思维应该具有的智力特点，评判性思维普遍适用的智力标准包括 14 项要求，即评判性思维应具有清晰、准确、详尽、正确、相关、可靠、一致、合理、深入、概括、完整、有意义、适当、公正的特点。护士用评判性思维分析、判断、处理护理对象健康问题时，应运用以上标准进行临床护理决策。

（二）专业标准

评判性思维的专业标准分为伦理标准、评价标准及专业职责标准。

1. 伦理标准　指护士在护理实践中以护理伦理的基本原则作为行为指南。护士在护理实践中的伦理决策必须遵守相关的职业伦理规范。

随着护理工作的广泛性、社会性发展，护士在工作中不仅面对医院的病人，还要面对社会上的健康人群，对护理对象的护理已不仅仅局限于单纯应用护理专业知识，更要考虑相关的伦理问题，护士在工作中面临着越来越多的伦理难题。因此，护士在评判性思维过程中要有意识地明确自己的道德信念和道德境界，在专业价值观和伦理原则的指导下，作出公正、符合护理对象意愿、有利于护理对象健康的护理决策。

在进行评判性思维时，护士需要运用自主、有利、无害、公正的伦理原则对临床护理决策进行指导。

自主原则是指每个人都有不受外界干扰、自由的选择自己行为的权利。最能代表尊重病人自主的方式是"知情同意"，即指病人或家属接受护理时有权知晓自己的病情和护理过程并且同意。但自主原则在一些情况下受到制约，如病人存在意识障碍、文化知识受限等情况。护士在临床上应灵活应用自主原则。如护士在为病人输液时，可根据病人的意愿选择左侧手背或右侧手背进行静脉穿刺。

有利原则是指一切为护理对象的利益着想、避免或消除对护理对象的伤害。如护士为了预防压疮的发生而进行按摩、翻身等措施。

无害原则强调护士不要做有害于护理对象身心的事，应该具有同情心、和蔼，避免嘲笑、挖苦甚至责骂护理对象。如对待面部烧伤的病人应该给予同情、关心，避免嘲笑、厌恶等不当言行。

公正原则指护士应公正地对待所有护理对象，不分种族、年龄、职业、社会地位、经济状况、文化水平等，均应一视同仁。

2. 评价标准　指以相关临床机构和专业组织所设定的护理标准为准。护士在护理工作中经常用到的评价标准可分为3类：第一类是对有关临床现象的正确识别标准，如护士在评价护理对象腹痛的特征时要考虑腹痛的发作和持续时间、部位、严重程度、性质、促进和缓解因素以及其他伴随症状等评价标准；第二类是对药物治疗过程中相关现象的正确识别标准，如护士在评价镇痛药物治疗效果时，要运用疼痛的改变、药物有无副作用以及达到预期效果的程度等评价标准；第三类是对护理对象健康教育效果进行有效识别的标准，如阑尾炎术后病人是否能够遵循护士的饮食指导进食。

3. 专业责任标准　专业责任标准明确护士在提供护理服务中承担的责任和义务，主要来源于4个方面：国家的相关指导方针、护理实践中明确规定要达到的标准、专业学会制定的实践指南、专业组织的实践标准。

五、评判性思维在护理中的应用

（一）评判性思维在临床护理实践中的应用

在临床护理实践中，应用评判性思维可以帮助护士进行有效的临床护理决策，为护理对象提供高质量的护理服务。护士的工作环境、护理对象的健康状况等都处于不断的变化过程，只有在工作中贯穿评判性思维，才能在复杂的情况下，对护理对象变化的各种情况加以分析、推论，识别各种现存的、潜在的健康问题，做出恰当决策。在整个过程中，护士只有具备足够的知识和经验，包括护理专业知识、基础医学知识、人文社会等知识，才能评判性地理解各种资料的意义，进而做出相应的临床决策。因此，要求护士学习和掌握以上相关知识，此外，还可以请教有经验的同事、护理教师、护士长，查阅文献资料、实践指南等。

在临床护理实践中，评判性思维应用于护理程序的各个步骤，为护士提供了科学的思维方法。在护理程序的评估阶段，护士要进行资料的收集、整理、分析；护理诊断中需要明确健康问题及相关因素；护理计划中排列护理诊断的顺序、分清主次，制定目标和相应的护理措施；实施中需要进行准备和落实护理措施，动态记录；评价中需要收集资料与目标比较以评价是否实现，必要时进行反馈、重审护理计划。这些都需要评判性思维的技巧和态度的应用，评判性思维构成了护理程序每个步骤不可缺少的组成部分。

如某急性阑尾炎病人术后告诉护士“肚子疼”，根据已有的知识知道，术后病人可以出现切口疼痛，也可能因为存在阑尾残株炎而出现腹痛，但后者还会伴有压痛、反跳痛等腹膜刺激征的表现，而前者则不会出现。护士需要进一步收集资料，分析病人腹痛的原因。

（二）评判性思维在护理教学中的应用

近年来，培养学生的评判性思维成为 21 世纪世界各国重要的教育研究课题，从单独进行评判性思维训练发展到与各学科教学相互融合，即将评判性思维训练融合到某课程的教学过程中。我国传统的护理教育模式影响了学生思维的发展，现代整体护理的实施需要护理人员运用评判性思维发现和解决临床实践中的护理问题，护理专业的发展需要护理教育注重学生评判性思维的培养。

在护理教学过程中应用评判性思维，对护理教师、学生、教学内容、教学手段等方面均提出了要求。教师应发挥自身的主导作用，创造平等民主的师生关系，创造有利于评判性思维培养的教学环境。同时注重学生在教学过程中主体地位的充分发挥，只有促进学生的积极参与、思考、提问，才能使学生明确自己的学习需要，实现知识与能力的转化。采用以问题为基础教学法、情景教学法等方法，将评判性思维的训练融入教学内容之中，促进学生将所学的专科知识应用到专业实践。

（三）评判性思维在护理管理中的应用

评判性思维是护理管理者进行计划、组织、领导、控制的重要保证，管理者需要根据护理工作的特点对复杂的人员、财物、物资、时间、信息等进行有效的分析、判断，作出恰当的决策，提高护理管理的效率，从而保障护理质量。

（四）评判性思维在护理研究中的应用

护理研究的目的就是改进护理工作，改变经验性护理，其研究内容必须紧密联系护理工作。如何选择课题、制订方案、实施实验、获取数据、分析结果等一系列工作都需要以评判性思维为指导进行决策，这样研究成果才能解决实践问题。

第二节　临床护理决策

临床护理决策对护理实践有重要的意义，面对复杂的临床情景，护士应如何进行正确的决策，将直接关系护理对象的健康。评判性思维是临床护理决策的思维基础，护士应掌握决策的具体步骤，从而提高临床护理决策能力，提高护理质量。

一、临床护理决策的定义

决策（decision-making）是对不确定的问题，通过一些定量分析方法，从两个或两个以上的备择方案中选定最优方案的过程。决策的基本含义包括备选答案的多样性、通过选择消除不确定性状态两层含义，所以，决策既是行为过程，又是思维过程。

临床护理决策于20世纪70年代开始在护理文献中出现。临床护理决策指在临床护理实践过程中由护士作出关于个体或群体护理的专业决策的复杂过程。

二、临床护理决策的类型

（一）确定型临床护理决策

确定型临床护理决策指在事件的结局已经完全确定的情况下护士所作出的决策，护士只需通过分析各种方案的得失，作出最终选择。如病人两侧手背静脉均符合静脉输液血管选择的要求，护士可以根据病人的意愿选择一侧进行输液。

（二）风险型临床护理决策

风险型临床护理决策指在事件发生的结局尚不能确定，但其概率可以估计的情况下进行的临床护理决策。如对某坏疽性阑尾炎病人的术后（坏疽性阑尾炎病人术后好发切口感染）护理，护士应重点观察病人有无体温升高、切口有无红肿等情况。

（三）不确定型临床护理决策

不确定型临床护理决策指在事件发生的结局不能确定，相关事件的概率也不能确定的情况下护士所进行的决策。

三、临床护理决策的步骤

为了达到最佳的决策目的，护士在临床护理决策过程中，应根据临床护理决策的步骤展开护理工作。

（一）明确问题

明确问题是正确进行临床护理决策的前提。首先护士应全面、及时、正确地收集护理对象的有关资料，对其进行评判性分析，找出各资料间的内在联系，确定面临的主要健康问题。注意不要忽视潜在性的问题，并明确其发生的危险因素。

（二）陈述目标

问题确定之后就应明确最终达到的解决目标，应陈述目标的具体评价标准。目标的确定应针对前一步骤提出的问题，并且可行。当同时面临多个问题时应根据目标的重要性进行排序，确定优先顺序。

（三）选择方案

1. 寻找备择方案 护士根据决策目标，运用评判性思维寻求所有可能的方案作为备择方案。

2. 评估备择方案 护士对各种备择方案根据客观原则进行评估分析，注意调动护理对象充分参与，权衡各备择方案的利弊。

3. 作出选择 可以根据不同的情况采用护士决策、护理对象决策或者共同决策模式，进行最佳护理方案的选择。

（四）实施方案

护士需要根据选择的最佳方案制订相应的计划，合理安排人员、时间、实施方法等，进而执行该方案。

（五）评价和反馈

在方案实施过程中或实施后，护士对所运用的决策进行评价，确定其效果及达到预期目标的程度，必要时进行反馈，不断调整决策方案。

例如：某病人，女性，86 岁，体重 80kg，以“突发意识障碍 1h 入院”，病人大小便失禁，不能经口进食，给予鼻饲、留置导尿。对该病人进行临床护理决策的步骤是：①明确问题：应采取哪些措施预防病人出现压疮？②陈述目标：病人住院期间受压皮肤完整。③选择方案：通过文献、教材等查找到定时翻身、避免尿便刺激、营养支持、使用气垫床等能够有效预防压疮的发生，根据病人的情况，征得家属同意，护士选择综合采用以上方法。④实施方案：定时翻身，及时观察病人有无排便并随时做好清洁，保持尿管引流通畅，使用气垫床，通过鼻饲保证病人营养等。⑤评价和反馈：评价病人住院期间有无压疮的发生，如果出现局部皮肤红肿等情况，应及时调整方案。

循证护理在临床护理决策中的应用

循证护理（Evidence-based Nursing，EBN）是临床护理决策常用的方法，是循证医学在护理专业中的应用。其核心思想是审慎地、明确地、明智地应用当代最佳证据做出决策，从而减少护理工作中的易变性，使以经验为基础的护理转换为以证据为基础的护理。主要步骤是：明确需要解决的问题，收集相关信息及证据，评价证据，使用最有效的证据，评价使用证据后的效果。澳大利亚 Joanna Briggs 循证护理中心是目前全球最大的推广“循证护理”的机构，在全球设有美国、英国、加拿大、西班牙、瑞典、南非、泰国、中国香港等多个分中心。

四、临床护理决策的影响因素

由于临床护理实践的复杂性、多变性，有很多因素影响临床护理决策，主要包括：决策者因素、环境因素和决策事件因素。

（一）决策者因素

护士本身的知识与经验、认知技能、情感态度（详见本章第一节）等因素均会影响决策的过程和结果。护士应充分认识个人特征，避免不利因素的干扰。例如护士记不清糖尿病的饮食原则，将无法决策如何对病人进行糖尿病的饮食指导。

（二）环境因素

护士在临床护理决策过程中会受到物理环境、社会环境因素的影响。物理环境因素包括病房设置、温度、湿度、护理用具等；社会环境因素包括护理专业规范、护患关系、支持性资源等。例如护士对病人进行心理评估需要安静、舒适的环境，如果病房内其他病人和家属较多，环境嘈杂，会直接影响护患的有效沟通，护士将无法获取病人真实、全面的资料。

（三）决策事件因素

决策事件本身越复杂、越紧急，护士进行临床护理决策时难度就越大。例如某术后病人，同时要进行中心静脉压监测、输注升压药物、输血、静脉营养等多种措施，应如何合理选择血管，以便治疗有序进行，护士面临这样的复杂情景时，进行护理决策的困难也随之加大。

（尹　兵）

思考题

1. 评判性思维的组成主要包括智力因素、认知技能因素和情感态度因素，其中智力因素是评判性思维的基础，认知技能因素是评判性思维的核心，情感态度因素是评判性思维的动力。

问题：

（1）如何理解智力因素是评判性思维的基础？

（2）谈谈自己在护理专业的学习中应如何培养评判性思维？

2. 某术后病人，同时要进行中心静脉压监测、输血、静脉营养等多种措施，护士通过决策，决定选择在中心静脉进行中心静脉压监测和静脉营养，选择外周静脉进行输血。

问题：

（1）简述临床护理决策的各个步骤。

（2）以 2～3 人为一小组，讨论护士对该病人实施临床护理决策各步骤的主要工作。

第八章　护理程序

学习目标

知识目标：

1. 了解护理程序的发展简史；护理程序的特性。

2. 熟悉护理程序的理论基础；合作性问题——潜在并发症；护理诊断与医疗诊断的区别；护理实施及评价方式；护理病案的书写。

3. 掌握护理评估；护理诊断；护理计划；护理评价的内容及步骤。

能力目标：

1. 学会病例分析，将护理程序的理论和方法运用于护理实践中。

2. 学会用护理程序的工作方法进行护理工作。

素质目标：

1. 树立科学的护理工作态度，牢记护理程序是护士的工作方法。

2. 明确学习目的，贯彻护理程序思想，科学地对病人进行护理。

吴某，男，78岁，在子女陪同下由轮椅护送入院。主诉：胸疼、咳嗽一周，近日胸疼加剧、呼吸费力、痰液黏稠不易咳出，且全身乏力、头痛、头晕。医疗诊断："肺炎球菌肺炎"。

护理体检：体温39.8℃，脉搏106次/分，呼吸26次/分，血压138/90mmHg。病人神志清楚、面色潮红，触摸发热，精神不佳，情绪烦躁，睡眠不好；如厕、进食、穿衣需有人照顾。入院后已遵医嘱给予抗生素静脉滴注。

问题：

1. 根据上述资料，列出4～6个护理诊断，并排列优先顺序。

2. 针对列出的护理诊断制定相应的护理目标。

3. 以其中一项护理诊断及目标拟定护理措施，并以PIO格式进行护理记录。

护理程序（nursing process）是一种系统而科学地安排护理活动的工作方法，是护理活动中一个连续的工作过程，通过一系列有目的、有计划、有步骤的行动，对护理对象的生理、心理、社会文化及精神等多个层面进行护理服务。护理程序的应用，体现了护理工作的科学性、专业性和独立性，为护理学向科学化、系统化的方向发展奠定了一定的科学基础。

第一节 概 述

一、护理程序的概念

护理程序是指导护理人员以满足护理对象身心需要、促进和恢复健康为目标，科学地确认护理对象的健康问题，有计划地为护理对象提供系统、全面、整体护理的一种护理工作方法。

护理程序包括5个步骤：护理评估、护理诊断、护理计划、护理实施和护理评价（图8-1）。即评估病人的健康状况，列出护理诊断，制订护理计划，实施护理计划及对护理效果进行评价。除按以上顺序进行这5个步骤外，有时会同时使用几个步骤，如实施护理措施时，护士既要对实施后的效果做出评价，同时还要评估病人是否出现新的健康问题。此外，护理程序的5个步骤之间并非是完全独立的，而是相互联系、相互依赖、相互影响。例如：在护理程序的评估阶段，如果收集的资料不全面或不准确，那么根据这些不完整或不正确的资料所确定的护理诊断就会出现遗漏或错误，同样与其相对应的计划也会出现问题。

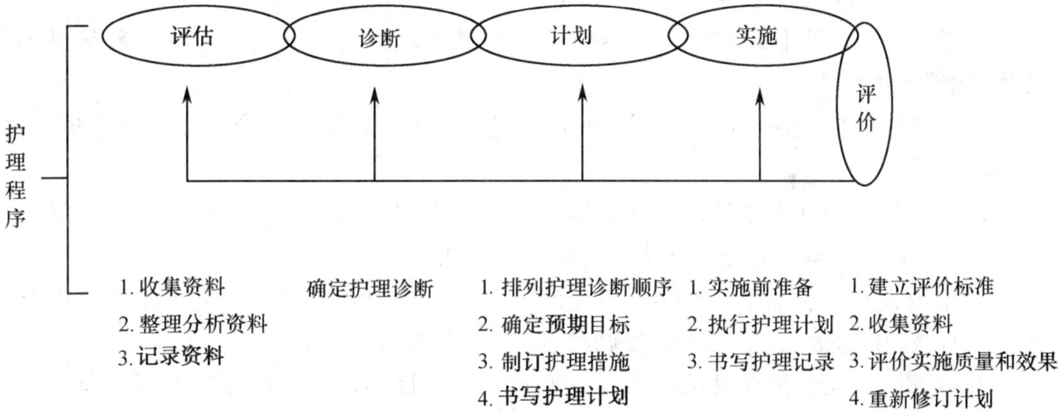

图8-1 护理程序的基本步骤

二、护理程序的发展简史

1955年，美国护理学者莉迪亚·海尔（Hall LH）首先描述了护理是一个程序过程，认为护理工作是“按程序进行的工作”。

1959年约翰逊（Johnson）、1961年奥兰多（Orland IJ）在《护患关系》一书中，第一次使用了“护理程序”一词。

1965年，威登贝克（Wieden Bach）、约翰逊、奥兰多3位护理学者将护理程序分为3个步骤，虽然见解各不相同，但大致为：病人的行为、护士的反应、护理行动的有效计划。

1967年，尤拉和沃斯（Yura and Walsh）完成了第一本《护理程序》教科书，确定护理程序为4个步骤，即估计、计划、实施和评价。

1973 年，盖比和拉文（Gebbie and Lavin）在护理程序中又增加了护理诊断。同年，美国全国护理诊断分类组在美国密苏里州圣路易斯市举行第一次全国护理诊断会议，正式将护理诊断纳入护理程序，自此，护理程序发展为 5 个步骤，即评估、诊断、计划、实施、评价。

1977 年，美国护理学会正式发表声明，把护理程序列为护理实践的标准，使护理程序走向合法化。

20 世纪 80 年代初期，美籍华人学者李式鸾博士来华讲学，将以护理程序为中心的责任制护理（Primary Nursing）引入我国。1994 年，美籍华人学者吴袁剑云博士来华讲学，介绍了系统化整体护理（systematic approach to holistic nursing care），受到我国护理界的欢迎，至此，全国部分医院开始试点建设以护理程序为核心的系统化整体护理的“模式病房”。1996 年，根据卫生部有关文件，全国整体护理协作网正式组建。2002 年，吴袁剑云博士又到我国介绍以护理程序为基本框架的临床路径，进一步促进了护理程序在我国护理工作中的运用。

三、护理程序的特性

1. 目的性 运用护理程序最主要的目的就是以护理对象为中心，确认和解决护理对象对现存或潜在健康问题的反应。

2. 综合性 护理程序的运用，需要护士具备多学科的知识处理护理对象的健康问题及对健康问题的反应。

3. 动态性 护士在运用护理程序时，应随时根据护理对象反应的变化修订护理诊断、护理计划等。

4. 科学性 护理程序是在吸收多学科理论成果的基础上逐步建立起来的，是经实践检验的一种科学的确认问题和解决问题的工作方法。

5. 系统性 护理程序以系统论为理论基础，指导护理工作的各个步骤系统而有序地进行，因此，护理程序是一种系统地解决问题的方法。

6. 普遍性 无论护理对象是个人、家庭、还是社区，无论护理工作场所是医院、社区诊所、还是其他健康服务机构，护士都可以灵活运用护理程序。

7. 互动性 在运用护理程序的过程中，需要护士经常与病人、家属、同事、医生及其他医务人员互动合作，以期共同达到目标。

8. 创造性 护理程序的应用，需要护士用评判性思维的方法，根据护理对象的健康问题及特殊需求，创造性地设计解决问题的方法。

四、护理程序的理论基础

护理程序是在吸纳许多学科理论成果的基础上构建而成的，如一般系统理论、需要层次理论、应激与适应理论、沟通理论及解决问题理论等。

一般系统理论是护理程序的基本结构框架。护理程序作为一个开放系统，也是一个输入、输出和反馈的过程。输入护理对象的基本健康状况、护理人员的知识与技能水平、医疗设施条件等，经评估、诊断、计划和实施等系统的处理与转换过程，输出的信息为经实施护理计划后护理对象的健康状况，反馈则是对护理效果的评价，以决定护理活动终止或修订后继续执行（图 8-2）。

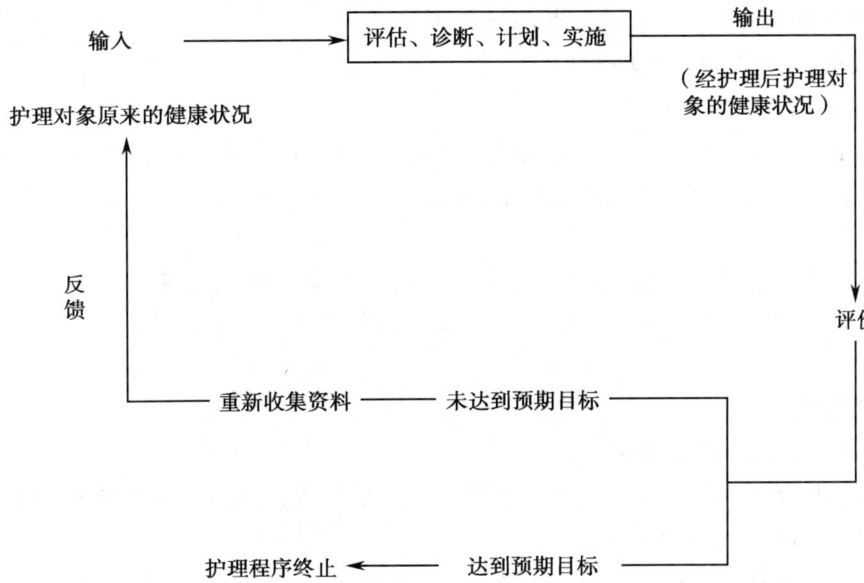

图 8-2 护理程序系统示意图

需要层次理论主要用于收集和整理护理对象的健康资料、预见护理对象的需要以及按照需要层次的划分，排列护理诊断的优先顺序，确定护理的重点。

应激与适应理论帮助护士观察和预测护理对象的生理、情绪（情感）、认知和行为反应，判断护理对象的适应水平和适应能力，并依此制订护理计划，采取护理措施消除或减轻应激源的作用，帮助护理对象尽可能地达到成功适应。

沟通理论主要帮助护士获取护理对象的健康资料以及维持良好的护患关系。可用于护理程序的各个阶段。

解决问题理论指导护士确认护理对象的健康问题，并制订与问题相关的目标，提出解决问题的最佳方案。

在运用护理程序的过程中，还需要引用其他理论，如信息论、控制论、评判性思维等。

第二节 护理评估

护理评估（nursing assessment）指有目的、有组织、系统地收集资料，并对资料进行分析及判断的过程。此步骤是整个护理程序的基础，在护理程序中很关键，如果收集的资料不完整或不正确，将直接影响到护理诊断、护理计划的准确性，导致护理目标无法实现。评估在与护理对象第一次见面时就已开始，直到护理对象出院或护理照顾结束时才终止，它贯穿于护理程序的全过程。评估阶段包括 3 方面工作：收集资料、整理分析资料、记录资料。

一、收集资料

（一）收集资料的目的

1. 建立病人健康状况的基础资料。

2. 为确定正确的护理诊断、制订有效的护理计划及评价护理效果提供依据。

3. 为其他健康保健人员提供病情判断的参考和依据。

4. 为护理教学、护理科研积累资料。

（二）资料的内容

资料的内容都记录在评估表上（见本章第七节护理病历，表 8-2），各医院所设计的评估表格其应用的评估指导模式不同，因而评估内容也不尽相同，但大致都包括以下内容：

1. 一般资料 包括护理对象的姓名、性别、年龄、职业、民族、籍贯、婚姻、文化程度、住址、入院日期、入院方式、病历记录时间、病史叙述者、可靠程度、入院医疗诊断、主管医生、责任护士等。

2. 现在健康状况

（1）入院原因：包括主诉、现病史。

（2）日常生活状况及自理程度：包括饮食型态、睡眠与休息型态、排泄型态、健康感知与健康管理型态、活动与运动型态。

（3）体格检查：包括生命体征、身高、体重、各系统的生理功能及认知感受型态。

（4）辅助检查：包括特殊检查、实验室检查结果等。

3. 既往健康状况 包括既往病史、传染病史、过敏史、家族史、用药史及婚育史等。

4. 心理社会状况

（1）自我感知、自我概念型态：包括情绪状态、心理感受。

（2）角色、关系型态：包括就业状态、角色问题、社交状态等。

（3）应对、应激耐受型态：包括住院顾虑、近期事件、应对能力、应对方式、适应结果、对现实的态度、家庭对病人的健康需求等。

（三）资料的来源

1. 护理对象本人 护理对象本人是资料的主要来源和直接来源。只要护理对象健康状况允许、意识清醒、无沟通障碍等，就可通过交谈、观察、体格检查的方法向其获取资料。

2. 与护理对象有关人员 如亲属、朋友、邻居、同事、保姆等。他们是资料的间接来源。但对于昏迷、婴幼儿、沟通障碍等护理对象，这些人员就成了主要的信息来源。

3. 其他医务人员 如医生、护士及其他健康保健人员等。可提供护理对象与健康保健环境接触的方式、对诊断性实验结果的反应等信息。

4. 护理对象的健康记录 包括病历记录和其他记录。病历记录如病史、体格检查、病程记录、会诊记录、实验室检查记录等，可提供护理对象现在和既往的健康状况以及治疗的信息等。其他记录如社区的卫生记录、儿童预防接种记录以及其他健康保健人员对相关信息的记录等。

5. 有关文献资料 查阅相关文献资料可以使资料库更加完善，并增加了护士对特定疾病的症状、治疗、预后及护理等方面知识的了解。

（四）收集资料的方法

收集资料的方法包括：交谈、观察、护理体检与查阅等。

1. 交谈 护理评估中的交谈指护士与护理对象及其家属之间的交流和谈话。可分为：

①正式交谈：指事先通知护理对象，有计划、有目的地交流和谈话。如为新病人采集病史。②非正式交谈：指在日常护理工作中与护理对象的交流和谈话。通过交谈不仅使护士获得有关护理对象的健康资料和信息，还可使护理对象及家属获得有关病情、检查、治疗、护理和康复的有关信息以及心理支持，有助于建立良好的护患关系。交谈时应注意安排合适的环境，向护理对象说明交谈的目的及需要的时间，引导护理对象抓住交谈的主题以及注意沟通的技巧等。

2. 观察 指护士运用感官、知觉或借助一些辅助器具，获取资料的方法。观察是一个连续的过程，可与交谈同时进行，通常护士与护理对象第一次见面就意味着观察的开始。除了观察护理对象的外貌、体位、步态、个人卫生、症状、体征及精神状态外，还须注意观察护理对象的心理反应和所处环境的状况，以便获取护理对象生理、心理、精神、社会及文化等各方面的资料。

3. 护理体检 指护士运用观察的技能，视、触、叩、听等技术系统地收集护理对象的生命体征和各系统功能状况的资料。是收集客观资料的方法之一，护士应掌握一定的体格检查技能，能够为护理对象进行正确的身体评估，以便及时了解病情变化和发现护理对象的健康问题。

4. 查阅 包括查阅护理对象的医疗病历、各种护理记录、实验室及其他检查结果以及有关医疗护理文献等。

（五）资料的类型

1. 主观资料 主要指护理对象对自己健康问题的认识和体验。有时主观资料也可来源于护理对象家属或对其健康有重要影响的人。包括知觉、情感、态度、价值、信念、对个人健康状态和生活状况的感知等。如“我全身无力”、“反正都治不好，何必接受这么痛苦的治疗”、“得了这个病我的前途是无望了”等。

2. 客观资料 指通过观察、体格检查或借助医疗仪器和实验室检查而获得的有关护理对象健康状态的资料。如“口唇发绀”、“四肢厥冷”、“心律不齐”、“白细胞降低”等。

二、整理分析资料

整理分析资料是将所收集到的资料进行分类、核实、筛选和分析的过程，可以帮助护士发现资料有无遗漏，以便能更快地找到护理对象的健康问题。

（一）整理分类

将资料进行整理分类的方法较多，目前常用的有如下几种：

1. 按马斯洛（Maslow）的需要层次整理分类 分为5个层次。即：

（1）生理的需要：如氧气、水、营养、排泄、体温、休息与睡眠、活动、避免疼痛等。

（2）安全的需要：如对医院环境的陌生、对检查和治疗的紧张、对手术的恐惧、对医护人员技术的不信任等。

（3）爱与归属的需要：如害怕孤独、想念亲人、希望有家人陪伴及探望等。

（4）尊重的需要：如因疾病或伤残所致的自卑感、希望别人尊重自己的价值观和宗教信仰等。

（5）自我实现的需要：如担心住院会影响工作和学习、担心疾病影响个人理想的实现等。

2. 按戈登（Gordon M）的功能性健康型态整理分类 分为11个型态。即：

（1）健康感知-健康管理型态：如护理对象对健康的认识、采取的健康行为等。

（2）营养-代谢型态：如饮食、营养状态等。

（3）排泄型态：如排尿、排便、排汗等。

（4）活动-运动型态：如活动能力、活动量及活动方式等。

（5）睡眠-休息型态：如睡眠情况、休息和放松情况等。

（6）认知-感知型态：如舒适感、对疾病的认识、感知能力等。

（7）自我感受-自我概念型态：如对自己的认识、自我评价等。

（8）角色-关系型态：如家庭关系、邻里关系、同事及同学关系等。

（9）性-生殖型态：如对性别的确认、对性的态度、女性的月经、生育方面的情况等。

（10）应对-压力耐受型态：如护理对象的压力程度、应对与调节压力的状况等。

（11）价值-信念型态：如价值观、信仰、个人理想及目标等。

目前临床应用较多的是按功能性健康型态分类，因北美护理诊断协会（NANDA）已将护理诊断按11种型态进行了分类，按此分类可以迅速地从异常的资料中找到护理诊断。

3. 按北美护理诊断协会（NANDA）的护理诊断分类法Ⅱ整理分类 分为13个领域。即：

（1）健康促进：包括健康意识、健康管理。

（2）营养：包括摄入、消化、吸收、代谢水、电解质。

（3）排泄：包括泌尿系统、胃肠系统、皮肤黏膜系统、呼吸系统。

（4）活动/休息：包括睡眠/休息、活动/锻炼、能量平衡、心血管/呼吸反应。

（5）感知/认知：包括注意、定向力、感觉/感知、认知、沟通。

（6）自我感知：包括自我概念、自尊、体像。

（7）角色关系：包括照顾角色、家庭关系、角色表现。

（8）性：包括性别认同、性功能、生育。

（9）应对/应激耐受性：包括创伤后反应、应对反应、神经行为应激。

（10）生活准则：包括价值、信念、价值/信仰/行动的一致性。

（11）安全/防御：包括感染、身体损伤、暴力、环境危害、防御过程、体温调节。

（12）舒适：包括身体舒适、环境舒适、社会舒适。

（13）成长/发展：包括成长、发展。

此种分类方法虽然很好，而且NANDA也将护理诊断按此13个领域进行了分类，但临床上将资料按此13个领域分类还在逐步完善过程中，没有按功能性健康型态分类成熟。

（二）核实资料

将资料进行整理分类之后，应仔细检查有无遗漏，以补充新资料，保证获取生理、心理、社会各方面的整体资料。同时对所收集资料中不清楚、有疑问、不确定的地方进行复查和确认，以保证所收集资料的真实性和准确性。

（三）筛选资料

将所收集的护理对象的全部资料进行选择，剔除对护理对象健康无意义或无关的部分，以利于将注意力集中到要解决的问题。

（四）分析资料

分析资料的目的是为了发现护理对象的健康问题，做出护理诊断。常用的分析方法如：与护理对象健康时状态作比较；与正常值作比较；评估危险因素并预测潜在性问题等。

三、记录资料

评估阶段收集的资料最后都是记录在病人入院护理评估表上。目前记录资料的表格并无统一格式，可根据资料收集时分类的方法，并结合各医院、各病区的特点自行设计。但无论采用哪一种表格记录，均应注意：①记录应及时、准确、真实、客观、全面、避免错别字。②主观资料应记录病人的原话，并加上引号，而客观资料则应使用医学术语，且描述清晰、简洁、具体、确切。③尽量避免使用无法衡量的词语，如：佳、尚可、增加、减少、正常、严重等。

第三节　护理诊断

护理诊断（nursing diagnosis）是护理程序的第二个步骤。是在评估的基础上根据收集到的资料确定护理对象健康问题及引起健康问题原因的过程。

一、护理诊断的概念

1990 年 NANDA 在第 9 次会议上提出并通过了护理诊断的定义：护理诊断是关于个人、家庭、社区对现存的或潜在的健康问题以及生命过程问题的反应的一种临床判断。护理诊断为选择护理措施以达到护士可负责的结局提供了依据。

二、护理诊断的分类

（一）按字母顺序排列法分类

这是护理诊断分类系统所经历的第一个发展阶段。从 1973 年至 1986 年，由于没有能对护理诊断的分类方案取得一致意见，决定按字母顺序排列护理诊断。后来，这种分类方法主要用于护理诊断的索引。但 2010 年，由吴袁剑云主译了《护理诊断、结局与措施》一书，书中护理诊断与护理结局分类（NOC）和护理措施分类（NIC）的链接部分，护理诊断（2005 年 NANDA 分类包括的 172 个）的排序就是以字母顺序排列的，其分类方法见附录“一、172 项护理诊断”。

（二）按 Gordon 的功能性健康型态分类

这是护理诊断分类系统所经历的第二个发展阶段。于 1982 年由 Marjory Gordon 提出，1993 年 NANDA 会议通过，共有 11 个功能型态。按功能性健康型态分类法的优点在于，如果护士按这 11 个型态进行资料的收集和组织，则较容易找到相应的护理诊断。但缺点是未能将 155 项护理诊断全部涵盖。

（三）按 NANDA 的护理诊断分类法Ⅱ分类

这是护理诊断分类系统所经历的第三个发展阶段。在 2000 年之前，NANDA 将护理诊断按照护理诊断分类法Ⅰ（9 种人类反应型态）进行分类，即交换、沟通、关系、赋予价值、选择、移动、感知、认知、感觉/情感。在2000年NANDA第14次会议上提出并讨论通过了新的护理诊断分类系统——分类法Ⅱ，以便能更方便、准确地使用护理诊断。分类法Ⅱ共分为13个领域，每个领域下又有相应的二级分类，当时所确认的155项护理诊断就分别归类于13个领域下的各二级分类中。

护理诊断发展历史

护理诊断一词首次出现于20世纪50年代，由美国的麦克迈纳斯（Mchmanus）提出。1953年弗吉尼亚·弗莱（Virginia Fry）认识到护理计划中应包括护理诊断这一步骤，并在其论著中提出，欲使护理专业得到发展，首要的工作是制定护理诊断，制定个体化的护理计划。但这些思想在当时并未得到关注，甚至对“护理诊断”一词持有不同意见。直到1973年，美国护士协会出版的《护理实践标准》一书中，才将护理诊断纳入护理程序，并授权在护理实践中使用。同年在美国密苏里州的圣路易斯市召开的第一次美国全国护理诊断会议上，提出了护理诊断的基本框架，确定了34项护理诊断，并成立了“美国全国护理诊断分类小组”。该组织每两年召开一次会议，补充和修订护理诊断。1982年4月召开的第五次会议因有加拿大代表参加而改名为北美护理诊断协会（North American Nursing Diagnosis Association，NANDA）。2002年，该组织更名为北美国际护理诊断协会，以更好地反映其成员来自多个国家。

在护理诊断的发展历史中，NANDA起了非常重要的作用，一直致力于护理诊断的确定、修订、分类和发展工作，在1988年第8次会议上将护理诊断修订为97项，1994年第11次会议上修订为128项，1998年第13次会议上修订为148项，2000年第14次会议上修订为155项，此次会议还讨论通过了新的护理诊断分类系统——分类法Ⅱ，标志着护理诊断发展到较为成熟的阶段。到2005年NANDA分类已包括172项护理诊断。

1995年9月，我国卫生部护理中心在黄山召开了全国第一次护理诊断研讨会，建议在我国医院中使用被NANDA认可的护理诊断名称。

三、护理诊断的组成

护理诊断由4部分组成。即：名称、定义、诊断依据、相关因素。

（一）名称

是对护理对象健康问题的概括性描述。根据吴袁剑云主译的《护理诊断、结局与措施》一书，将2005年NANDA分类包括的172项护理诊断分为两类。

1. 现存的护理诊断 是对护理对象目前已经存在的健康问题的描述。如“低效型呼吸型态”、“焦虑”、“母乳喂养有效”等。

2. 有……的危险的护理诊断（潜在的护理诊断） 是对护理对象可能存在的健康问题的描述。此类护理诊断虽然目前尚未出现，但有发生的危险因素存在，如不加以预防处理就极有可能发生。NANDA用“有……的危险”进行描述。如“有发育迟缓的危险”、“有情景性自尊低下的危险”、“有照顾者角色紧张的危险”等。

（二）定义

是对护理诊断名称的一种清晰、正确的解释，并以此与其他护理诊断相区别。每个护理诊断的确立都必须符合其定义特征。如“语言沟通障碍”定义为“接收、处理、传达和应用符号系统的能力下降、延迟或缺乏”。

（三）诊断依据

是做出该护理诊断时的临床判断标准，常常是病人所具有的一组症状、体征以及有关病史资料，也可以是危险因素。对于“有……的危险”的护理诊断，其诊断依据则是原因本身（危险因素）。诊断依据根据其在特定诊断中的重要程度分为主要依据和次要依据。

1. 主要依据　指确立某一护理诊断时必须具备的依据。是护理诊断成立的必要条件。

2. 次要依据　指确立某一护理诊断时可能具备的依据。对护理诊断的形成起支持作用，是护理诊断成立的辅助条件。

例如：“口腔黏膜受损”的主要依据是“口腔黏膜破溃、疼痛”，次要依据是“口腔黏膜充血、水肿，口腔炎，牙龈炎，口腔黏膜白斑”。

（四）相关因素

是指影响个体健康状况、导致出现健康问题的直接因素、促发因素或危险因素。包括病理生理、治疗、情境、年龄等方面。

1. 病理生理方面的因素　指与病理生理变化有关的因素。如“清理呼吸道无效”的相关因素可能是肺部感染引起分泌物过多、痰液黏稠。

2. 治疗方面的因素　指与治疗、护理措施有关的因素。如“便秘”的相关因素可能是麻醉和手术影响肠蠕动。

3. 情境方面的因素　指涉及环境、生活经历、生活方式、生活习惯、人际关系、角色、适应等方面因素。如“有受伤的危险”的相关因素可能是环境陌生，房屋结构布局与设施不当等。

4. 年龄方面的因素　指在生长、发育或成熟过程中与年龄有关的因素，包括认知、生理、心理、社会、情感的发展情况。如“进食自理缺陷”的相关因素可能是老年人感知、认知及运动障碍。

护理诊断组成举例：

【名称】

睡眠型态紊乱

【定义】

睡眠（自然的、周期性的意识中断）的量和质在一段时间内的混乱。

【诊断依据】

1. 主要依据

（1）成人入睡或保持睡眠状态困难。

（2）儿童不愿意就寝、夜间经常醒着或渴望与父母一起睡。

2. 次要依据

（1）白天疲劳、打瞌睡。

（2）烦躁、情绪不稳、易怒、面无表情、眼圈发黑。

【相关因素】

1. 病理生理因素　各种疾病造成的不适、疼痛而经常觉醒。

2. 治疗因素　静脉输液、牵引、石膏固定等改变睡眠姿势而不适，应用镇静剂、催眠药等白天睡眠过多。

3. 情境因素 过度紧张、恐惧，生活环境变化，生活方式改变（如值夜班、白天睡眠过多），过度活动等。

4. 年龄因素 小儿恐惧黑暗，女性更年期内分泌改变等。

四、护理诊断的陈述

（一）护理诊断的陈述方式

护理诊断常见的陈述方式有两种。

1. 三部分陈述 即 PSE 公式。

P——健康问题（problem），即护理诊断的名称。包括护理对象现存的或潜在的健康问题。

S——症状或体征（symptoms or signs），即与护理对象健康问题有关的症状、体征。

E——原因（etiology），即相关因素。包括导致护理对象健康问题的直接因素、促发因素或危险因素。

例如：营养失调：低于机体需要量（P）；体重下降，低于正常标准体重的 20%以上（S）；与手术后营养消耗增加有关（E）。

三部分陈述多用于现存的护理诊断。因问题已经发生，故已出现症状或体征 S。但目前临床上趋向于将三部分陈述简化为两部分，即：PE 或 SE。例如：

清理呼吸道无效（P）：与痰液黏稠有关（E）。

便秘（S）：与食物中纤维素不足及饮水过少有关（E）。

2. 二部分陈述 即 PE 公式。

例如：有感染的危险（P）：与留置导尿有关（E）。

二部分陈述多用于"有……的危险"的护理诊断。因问题尚未发生，故没有症状或体征 S，只有护理诊断的名称 P 和相关因素 E。

区别省略为两部分和只有两部分的护理诊断，主要在于 P 这部分。前者 P 为"现存"的护理诊断，后者 P 为"有……的危险"的护理诊断。例如：

皮肤完整性受损（P）：与局部组织长期受压有关（E）。

有皮肤完整性受损的危险（P）：与局部组织长期受压有关（E）。

（二）书写护理诊断的注意事项

1. 应使用 NANDA 认可的护理诊断名称，所列护理诊断应简明、准确、规范。

2. 以收集的主、客观资料为依据，一项护理诊断只针对一个健康问题。

3. 护理诊断应是护理措施能够予以解决的问题。

4. 应贯彻整体护理的原则，所列护理诊断应包含护理对象生理、心理、社会等方面现存的和潜在的健康问题。

5. 必须列出护理诊断的相关因素（潜在的护理诊断列出危险因素），以利于制订护理措施。因同一个护理诊断的名称，由于相关因素的不同而需要采取不同的护理措施。

6. 在书写原因时，应避免容易引起法律纠纷的陈述。如："有受伤的危险：与护士未使用床档有关"。

7. 应避免作出带有价值判断的护理诊断。如：“社交障碍：与人际关系差有关”。

五、合作性问题——潜在并发症

（一）合作性问题的概念

在临床护理工作中，护士常遇到一些无法用目前NANDA制订的护理诊断所涵盖的问题，而这些问题确实需要护士提供干预或护理措施，针对这一问题1983年Lynda Juall Carpenito提出了合作性问题（collaborative problems）的概念。她把需要护士提供护理干预的问题分为两大类，一类是通过护士提供护理措施就可以解决的问题，属于护理诊断；另一类是需要护士提供监测护理，并运用医嘱和护理措施共同处理才能解决的问题，属于合作性问题。

合作性问题是需要护士进行监测以及时发现其发生和情况变化的一些生理并发症，是需要护士与其他健康保健人员尤其是医生共同处理才能解决的问题。

（二）合作性问题的陈述方式

合作性问题有其固定的陈述方式，即“潜在并发症（potential complication）：××××”或简写为“PC：××××”（见附录“二、各系统常见的合作性问题”）。例如，“潜在并发症：心输出量减少”；或“PC：心输出量减少”。在书写合作性问题时，应注意不要漏掉“潜在并发症”，否则就无法与医疗诊断相区别。

（三）与“有……的危险”的护理诊断区别

关于合作性问题护理工作的重点在于监测，以便及时发现护理对象身体并发症的发生和情况的变化，但并非所有的潜在并发症都属于合作性问题，对于那些可以通过护理措施得以预防或处理的并发症，属于“有……的危险”的护理诊断，只有那些护士不能预防和独立处理的并发症才是合作性问题。

六、护理诊断与医疗诊断的区别

区别护理诊断与医疗诊断的目的在于区分护理与医疗两个不同的专业，从而进一步明确各自的工作范畴和应该承担的法律责任。两者的主要区别见表8-1。

表8-1 护理诊断与医疗诊断的区别

区别项目	护理诊断	医疗诊断
适用对象	个人、家庭、社区	个人
诊断核心	对健康问题及生命过程问题的反应的一种临床判断	对病理生理变化的一种临床判断
问题状态	现存的或潜在的	多是现存的
侧重点	疾病的反应	疾病的本质
决策者	护理人员	医疗人员
职责范围	在护理职责范围内进行	在医疗职责范围内进行
数量	可同时存在多个	一种疾病只有一个
变化情况	随护理对象反应的变化而改变	相对稳定
陈述方式	用PSE、PE、SE公式	用疾病名称或以原因不明的症状、体征＋待查表述

第四节 护理计划

护理计划（nursing planning）是护理程序的第三个步骤，是在评估和诊断的基础上，系统地拟定护理方法的过程，即对解决护理对象的健康问题作出决策的过程。护理计划阶段包括4方面的内容：排列护理诊断的顺序、确定预期目标、制订护理措施、书写护理计划。

一、排列护理诊断的顺序

即将所确定的护理诊断（包括合作性问题）按轻、重、缓、急进行排序，以明确解决问题的先后次序。

（一）排序的方法

1. 按首优、中优、次优问题排序

（1）首优问题：指威胁护理对象的生命，需要立即解决的问题。如清理呼吸道无效、低效型呼吸型态、心输出量减少、有婴儿猝死综合征的危险等问题。对危重病人可同时存在多个首优问题。

（2）中优问题：指虽然不直接威胁生命，但给护理对象身心造成极大的痛苦，严重影响其健康的问题。如尿潴留、睡眠型态紊乱、有体液不足的危险等问题。

（3）次优问题：指护理对象在应对发展和生活中变化时所产生的问题，这些问题与此次的发病或其预后不直接相关，也不是很急迫，在安排护理工作时可以稍后考虑，或仅需要较少帮助即可解决。如疲乏、社交孤立、精神困扰等问题。

2. 按马斯洛需要层次论排序

先将所确定的护理诊断（包括合作性问题）分别归入马斯洛的5个需要层次中，然后根据层次由低到高列出护理诊断的先后次序。

（二）排序的原则

1. 首先解决危及护理对象生命的问题。

2. 按马斯洛的需要层次理论，先解决低层次需要问题，后解决高层次需要问题，在同一层次中又按首优、中优、次优的顺序解决问题，必要时适当调整。

3. 排序时应考虑护理对象的需求，只要这些需求不与治疗、护理原则冲突，可考虑优先解决护理对象认为最为迫切的问题。

4. 在排列首优问题时，应考虑“有……的危险”的护理诊断和合作性问题，这些问题并非一定排在现存的护理诊断的后面。

（三）排序的注意事项

1. 以上两种排序方法通常需要联合应用才能更好地排出解决问题的先后顺序。

2. 护理诊断的先后顺序并不是固定不变的，可随着疾病的进展、病情及病人反应的变化而发生改变，当首优问题解决后，中优问题可上升为“首优问题”，次优问题也可以上升为“中优问题”。

3. 护理诊断的排序并不意味着只有前一个护理诊断完全解决之后，才能开始解决下一个护理诊断，在临床工作中，护士可以同时解决几个问题，但其护理重点和主要精力应放在解决首优问题上。

二、确定预期目标

预期目标指护理人员期望护理对象在接受护理照顾后，功能、认知、行为及情感（或感觉）的变化。是护理活动预期的结果，也是评价护理效果的标准。每个护理诊断都应有相应的预期目标。

（一）目标的种类

根据实现目标所需要的时间，预期目标可分为短期目标和长期目标两类。

1. 短期目标 指在较短的时间内（一般少于7天）能够达到的目标。如：2天后病人能够顺利咳出痰液。

2. 长期目标 指在相对较长的时间内（一般超过7天）才能达到的目标。长期目标又分为：①针对一个长期存在的问题需要采取连续行动才能达到的目标。如："化疗期间病人不发生感染"，为达到这个目标，整个化疗期间都要连续做好预防感染的工作。②需要通过一系列短期目标的实现才能逐步达到的目标。如："3个月内体重减轻6kg"，这个目标最好通过"每周体重减轻0.5kg"这一系列的短期目标来达到，以增强实现长期目标的信心。

（二）目标的陈述方式

预期目标的陈述方式为：主语、谓语、行为标准、条件状语及时间状语（评价时间）。

1. 主语 指护理对象，也可以是护理对象的生理功能或机体的一部分，如体温、体重、皮肤等。在目标陈述中可省略。

2. 谓语 指主语将要完成且能够被观察到的行动。

3. 行为标准 指主语在完成该行动时所要达到的程度或水平。

4. 条件状语 指主语在完成该行动时所必须具备的条件状况，即在何种情况下完成该行动。并非在每个目标中都包括此项。

5. 时间状语（评价时间） 指主语在完成该行动时所需的时间限定，即应在何时达到预期目标中陈述的结果，何时对目标进行评价。

例1	3天后	病人	能够每日自行	饮水	1500ml
	评价时间	主语	条件状语	谓语	行为标准
例2	2天后	病人	复述出	预防心绞痛发作的技巧	
	评价时间	主语	谓语	行为标准	

（三）确定预期目标的注意事项

1. 目标应有明确的针对性，一个预期目标只能针对一个护理诊断，但一个护理诊断可同时存在包括功能、认知、行为及情感（或感觉）方面的多个预期目标。

2. 目标的主语一定是护理对象或护理对象的一部分，而不能是护士。因为目标是期望护理对象接受护理后发生的改变，是护理活动的结果，而非护理活动本身。

3. 目标应切实可行，在病人能力可及的范围内及护理范畴内，并且通过护理措施可以达到。

4. 一个目标中只能出现一个行为动词，即提出一种行为反应，以便于准确评价护理措施的效果。

5. 目标应具体，所描述的行为标准必须可观察、可测量，避免使用含糊、不明确的词句。如了解、增加、减少、正常、好转、适量等。

6. 尽可能让护理对象参与目标的制定，以便于双方在护理的方向、实现目标的时限等方面达成共识，确保目标的实现。尤其是一些与自尊、家庭和沟通有关问题的目标，必须有护理对象的积极参与和配合才能达成。

7. 关于潜在并发症的目标，可以这样书写：护士能及时发现并发症的发生并积极配合处理。

三、制订护理措施

护理措施是护士帮助护理对象实现预期目标的护理活动和具体实施方法。

（一）护理措施的类型

1. 独立性护理措施 指护士运用护理知识和技能能够独立完成的护理活动。如：帮助护理对象完成日常生活活动；预防潜在并发症；监测和观察病情；提供心理支持和健康教育等。

2. 合作性护理措施 指护士与其他医务人员共同合作完成的护理活动。如：护士与营养师一起讨论制定糖尿病病人的饮食计划。

3. 依赖性护理措施 指护士执行医嘱的护理活动。如：给药、药物过敏试验、静脉输液等。

（二）护理措施的内容

护理措施的内容主要包括基础护理、检查及手术前后护理、症状护理、心理护理、执行医嘱、病情的监测和观察、功能锻炼、健康教育等。

（三）制订护理措施的注意事项

1. 护理措施应针对护理诊断的原因制订，以利达成预期目标。通常一个预期目标可通过多项护理措施来实现。

2. 护理措施应切实可行、因人而异。制订护理措施时，不但应考虑医院的条件、设施、护理人员的数量、知识水平和专业能力等，还应考虑护理对象的能力、物质条件、社会支持系统等。

3. 护理措施应明确、具体、全面，有指导性和可操作性。

4. 护理措施应与其他医务人员的措施相一致。意见不统一时应相互协商，达成共识，避免病人不知所措。

5. 鼓励护理对象或家属参与护理措施的制订，有助于理解护理措施的意义及作用，主动地配合护理活动的实施。

6. 护理措施要以科学的理论为依据。护士应以循证护理为基础，结合护理对象的实际情况及临床实践经验，选择并制订恰当的护理措施。

四、书写护理计划

书写护理计划是将护理诊断、预期目标、护理措施等以表格的形式记录下来。护理计划在病人入院时开始书写，并随着病人健康问题的改变而不断修订，其记录格式各医院不完全相同（见本章第七节护理病历，表 8-3）。

第五节 护理实施

护理实施（nursing implementation）是护理程序的第四个步骤，是将护理计划付诸行动，实现预期目标的过程。从理论上讲，实施应在制订护理计划之后，但在临床实际工作中，特别是抢救危重病人时，护士往往根据头脑中应对紧急情况时形成的初步护理计划，立即采取紧急救护措施，事后再补上完整的护理计划。

一、实施方法

1. 分管护士直接提供护理 即由计划者按计划对所负责护理对象直接执行护理活动。

2. 与其他医护人员合作 分管护士不在班时，由辅助护士或值班护士执行计划，对分配给他人执行的计划，应检查评价其完成情况。

3. 教育护理对象及家属共同参与护理活动 恢复与增进护理对象的健康是护患双方的共同目标，需要双方的密切配合，尤其是护理对象及家属的主动参与，是达到预期目标的关键。

二、实施步骤

1. 准备 包括重新评估护理对象，审阅和修改护理计划，分析实施护理措施所需要的护理知识与技术，安排实施计划的人力、物力、环境、时间等。

2. 实施 即具体落实每一项护理措施。在这个过程中，护士要与其他医护人员相互协调配合，还要指导护理对象及家属共同参与护理计划的实施活动。同时也要对护理对象的病情、护理对象对疾病的反应进行评估，并对护理照顾的效果进行评价，以便随时进行调整。

3. 记录 实施各项护理措施后，应及时准确地进行记录，包括护理对象的健康问题、所采取的护理措施、实施护理措施后护理对象的反应及护士观察到的效果等。记录的方式有多种，比较常用的是 PIO 记录格式（见本章第七节护理病历，表 8-6）。

第六节 护理评价

护理评价（nursing evaluation）是护理程序的最后一个步骤，是将实施护理计划后护理对象的健康状态与护理计划中预期目标进行比较，以判断护理效果的过程。

一、评价方式

1. 医院质量控制委员会进行评价。

2. 护理查房的形式进行评价。

3. 护士长及护理教师进行评价。

4. 护士自我进行评价。

二、评价内容

1. 护理过程的评价 评价护士进行护理活动的行为过程是否符合护理程序的标准。

2. 护理效果的评价 评价执行护理措施后护理对象的行为、身心健康改善情况是否达到了预期目标。

三、评价时间

护理评价贯穿于护理程序的全过程。

1. 及时评价 在实施护理程序的每一个步骤及执行每一项护理措施后所进行的评价。一般由责任护士自我评价。

2. 阶段评价 在按护理程序的方法进行了一个阶段的工作之后所进行的评价。一般由护理同行互评或护士长以定期查房的形式进行评价。

3. 终结评价 在病人转科、出院或死亡后所进行的总体性评价。

四、评价步骤

（一）收集资料

收集护理对象目前健康状况的资料，即实施护理措施后的反应，同时也收集新出现的异常资料。

（二）评价预期目标是否实现

将收集的护理对象目前的健康状况资料与预期目标进行比较，以判断目标是否实现。

预期目标实现的程度分 3 种：①目标完全实现；②目标部分实现；③目标未实现。

例如：预期目标为“3 个月后病人体重减轻 6kg”，3 个月后的评价结果为：

病人体重减轻了 6kg——目标完全实现。

病人体重减轻了 3kg——目标部分实现。

病人体重未减轻或增加了 1kg——目标未实现。

（三）分析原因

对目标部分实现和未实现的原因进行分析，找出问题之所在。主要从以下几方面入手：收集的资料是否准确、全面；护理诊断是否正确；预期目标是否具体和切实可行；护理措施是否恰当，是否得到有效落实；护理对象是否积极配合，是否出现了新的问题等。

（四）修订护理计划

护理计划的修订包括以下几种方式：

1. 继续 问题未彻底解决，目标与措施正确，继续实施计划。

2. 停止 目标已完全实现，停止采取护理措施。

3. 修订 目标部分实现或未实现，应分析其原因，并针对护理计划中出现问题的部分进行修改。

4. 增加 根据新出现的问题增加护理计划的内容。由于护理对象的病情在不断变化，在解决问题的过程中，新的问题也会随时出现，因此当评价的资料表明护理对象出现新的护理问题时，应确定新的护理诊断和制定新的目标与措施，并增加到护理计划中。

（王瑞敏）

美国护士学会临床护理标准

护理标准：

标准Ⅰ 评估

护士收集病人健康的有关资料。

标准Ⅱ 诊断

护士对评估的资料进行分析，作出护理诊断。

标准Ⅲ 目标

护士确定个体化的护理目标。

标准Ⅳ 计划

护士制订护理计划，制订达到护理目标的护理措施。

标准Ⅴ 实施

护士根据护理计划实施护理措施。

标准Ⅵ 评价

护士评价病人的变化是否达到护理目标。

专业行为标准：

标准Ⅰ 护理质量

护士要系统地评估护理措施的质量和有效性。

标准Ⅱ 行为标准

护士的行为要符合专业标准和相关的法律和规章制度的要求。

标准Ⅲ 教育

护士要不断地学习和巩固现有的护理知识。

标准Ⅳ 授权

护士要帮助同辈、同事和他人实现其专业发展。

标准Ⅴ 道德要求

护士代表病人所做的决定和行为要符合伦理要求。

标准Ⅵ 协作

护士要与病人、重要关系人和卫生保健人员共同协作，提供照顾。

标准Ⅶ 科研

护士要将科研成果应用于护理实践。

标准Ⅷ 资源利用

护士在制订和实施护理计划的过程中，要考虑其安全性、有效性和成本。

第七节 护理病历

在临床应用护理程序的过程中，有关病人的健康资料、护理诊断、护理目标、护理措施、护理记录及效果评价等均有书面记录，这些记录构成护理病历。临床上通常由护士自行设计成一系列表格，但各医院护理病历的种类和格式尚无统一标准，一般包括以下几种。

一、入院护理评估单

入院护理评估单即首页（表 8-2），用于对新入院病人进行初步的护理评估，为形成护理诊断和护理问题建立资料库。其主要内容包括病人的一般资料、现在健康状况、既往健康状况及心理社会状况等。一般要求于病人入院后 24h 内完成。

表 8-2 入院护理评估单（供参考）

（一）一般资料

姓名：	入院日期：
性别：	入院方式：
年龄：	病历记录时间：
职业：	病史叙述者：
民族：	可靠程度：
籍贯：	入院医疗诊断：
婚姻：	主管医生：
文化程度：	责任护士：
住址：	

（二）现在健康状况

1. 入院原因

主诉：

现病史：

2. 日常生活状况及自理程度

（1）饮食型态

（2）休息、睡眠型态

（3）排泄型态

（4）健康感知、健康管理型态

（5）活动、运动型态

3. 体格检查

体温　　脉搏　　呼吸　　血压　　身高　　体重

（1）神经系统

（2）皮肤黏膜

（3）呼吸系统

（4）循环系统

（5）消化系统

（6）性、生殖系统

（7）认知、感受型态

4. 辅助检查

（三）既往健康状况

既往病史：

传染病史：

过敏史：

家族史：

用药史：

婚育史：

（四）心理社会状况

1. 自我感知、自我概念型态

（1）情绪状态

（2）心理感受

2. 角色、关系型态

（1）就业状态

（2）角色问题

（3）社交状态

3. 应对、应激耐受型态

（1）住院顾虑

（2）近期事件

（3）应对能力

（4）应对方式

（5）适应结果

（6）对现实的态度

（7）家庭对病人的健康需求

二、护理计划单

1. 护理计划单 护理计划单是护士对病人实施护理的具体方案。包括护理诊断、预期目标、护理措施、效果评价等内容（表 8-3）。应用时，根据收集的护理对象资料，制定出个体化的方案。

表 8-3 护理计划单

姓名________ 科别________ 病室________ 床号________ 住院号________

开始日期	护理诊断	预期目标	护理措施	签名	效果评价	停止日期	签名

2. 标准护理计划单 是将本病区病人常见病、多发病的护理计划事先制定出，包括护理诊断、预期目标和护理措施。在护理具体病人时，以此为标准，从中选择出适合该病人的部分，标准护理计划中未包括的内容，则在相应的位置上进行补充。标准护理计划单的应用大大缩短了书写时间，减轻了护士的工作负担。

3. 护理诊断项目表 随着护士对标准护理计划单使用的日趋熟练，甚至有经验的护士可以不参考护理计划单就可以提供给病人高质量的护理，因此已没有必要将护理计划写出来并放在护理病历中。在这种情况下，临床护士设计了“护理诊断项目表”（表 8-4）来代替“护理计划单”，其中省略了书写量最大的护理措施部分。但每个病区都保存着各种常见病的标准护理计划单，以供需要时参考。

表 8-4　护理诊断项目表

姓名________ 科别________ 病室________ 床号________ 住院号________

开始时间	护理诊断	签名	停止时间	签名

三、住院护理评估单

住院护理评估是对住院病人每天、每班进行评估，以全面掌握病人情况。但对某些病情较轻、住院时间较长（如择期手术、疾病恢复期）的病人，其病情可能相对稳定，护理问题较少或较固定，可视病情每 3～4 天评估 1 次或每周评估 1～2 次。但对危重病人、一级护理的病人、ICU 和 CCU 的病人必须每天、每班进行评估。病人住院护理评估的内容和表格可根据科室、病种、病情等情况分别设计，以方便评估和记录（表 8-5）。

表 8-5　住院护理评估单

姓名________ 科别________ 病室________ 床号________ 住院号________

项　目	日　期						
呼吸　A. 咳嗽　B. 气急　C. 哮喘 D. 咳嗽困难　E.							
循环　A. 心悸　B. 水肿　C. 晕厥 D. 高血压　E. 低血压　F.							
意识　A. 正常　B. 嗜睡　C. 烦躁 D. 谵妄　E. 昏迷　F.							
皮肤　A. 完整　B. 感染　C. 压疮 D.							
口腔　A. 清洁　B. 口臭　C. 出血 D. 黏膜完整　E. 黏膜破损 F.							
排尿　A. 正常　B. 失禁　C. 潴留 D. 困难　E. 血尿　F.							

续表

项　目	日　期						
排便 A. 正常 B. 未解便 C. 便秘 D. 腹泻 E. 失禁 F.							
食欲 A. 正常 B. 差 C.							
活动 A. 自如 B. 受限 C.							
日常生活 A. 自理 B. 协助 C.							
安全 A. 易跌伤 B. 易坠床 C. 易烫伤 D.							
舒适 A. 轻度疼痛 B. 剧烈疼痛 C. 不适 D.							
睡眠 A. 正常 B. 紊乱 C.							
心理 A. 稳定 B. 焦虑 C. 恐惧 D. 抑郁 E.							
健康知识 A. 了解 B. 缺乏 C.							
签名							

四、护理记录单

护理记录是护士运用护理程序的方法为病人解决问题的记录。记录的方式有多种，目前比较常用的是 PIO 记录格式（表 8-6）。

P（problem）——问题：即护理对象的健康问题，用护理诊断陈述。

I（intervention）——措施：即针对护理对象的健康问题所实行的干预措施。

O（outcome）——结果：即护理措施实施后的结果，其内容是护理程序中“评价”的部分。

表 8-6　护理记录单

姓名_______ 科别_______ 病室_______ 床号_______ 住院号_______

日期	时间	护理动态记录（PIO）	护士签名
2011-3-2	15:00	P：体温过高：39.5℃：与肺部感染有关 I：（1）乙醇拭浴　st （2）头部置冰袋 （3）遵医嘱静脉点滴红霉素 1g　Bid （4）每 4h 测量体温一次 （5）用生理盐水口腔护理每日 2 次 （6）卧床休息	肖某
	15:30	O：体温降至 38.7℃	肖某

五、健康教育计划单

对病人和家属进行健康教育，是促进病人康复、恢复其最佳健康状态的重要手段。因此，应将健康教育贯穿于护理的全过程中。临床上常根据不同的疾病及病情制订相应的健康教育计划（标准的健康教育计划），其内容可涉及与恢复和促进病人健康有关的各方面的知识与技能（表 8-7）。

表 8-7 健康教育计划单

姓名________ 科别________ 病室________ 床号________ 住院号________

健康教育项目	日期	时间	教育对象		教育方式		效果评价					签名
			病人	家属	讲解	示范	能复述	能解释	能模仿	能操作	行为改变	

六、出院护理评估单

病人出院护理评估单一般由出院小结、出院指导及护理评价 3 部分组成（表 8-8）。

1. 出院小结 是责任护士将病人在住院期间的护理过程与护理效果进行概括性总结。包括主要的护理诊断、实施的护理措施、护理效果、目前还存在哪些需要继续治疗和护理的问题、期望能够达到的预期结果等。

2. 出院指导 是对病人出院后休息、功能锻炼、饮食、服药、自我监测和护理及随访等方面进行的健康指导。必要时可为病人或家属提供有关的书面资料。

3. 护理评价 是护士长对责任护士按护理程序为病人开展护理活动的全过程进行总体评价。

表 8-8 出院护理评估单

姓名________ 科别____ 病室____ 床号____ 住院号____ 住院天数____ 出院日期____

（一）出院小结（护理过程与效果评价）

____

（二）出院指导

1. 休息和功能锻炼：________________________

2. 营养：

应遵循的膳食：________________________

限制饮食：________________________

3. 药物（名称 剂量 时间 用法 注意事项）：________________

4. 自我监测和护理（药物治疗、伤口处理、病理观察等）：____________

5. 特殊指导：

如出现下列症状，需及时就医：______________________________

仍存在的护理诊断/问题及应采取的措施：______________________________

6. 复查：______________________________

7. 其他：______________________________

（三）护理评价（由护士长负责评价）

1. 入（住）院评估与病人状况符合率：　%
2. 护理诊断符合率：　%
3. 护理措施符合率：　%
4. 护理宣教计划覆盖率：　%
5. 护理文书记录与护理过程符合率：　%
6. 病人评价：　优　良　中　差
7. 整体护理效果评价：　优　良　中　差

护士长签名________护士签名________

年　月　日

（王　倩）

思考题

1. 丁某，女，62岁，患2型糖尿病20年，靠皮下注射胰岛素控制血糖。入院时大汗淋漓，体温39.3℃，呼出气体呈烂苹果味。住院治疗10天，血糖控制在正常范围。

问题：

（1）收集上述资料时，采用了哪些方法？

（2）病人认为出院后不需监测血糖，此时病人的主要护理问题是什么？

2. 谢某，男，25岁，因腹痛、腹泻2天入院，诊断为“急性肠炎”。病人主诉腹部脐周阵发性隐痛3小时，呕吐物有酸臭味，量约300ml，粪便含有少量脓血。护理体检：病人痛苦面容，精神萎靡，体温39.5℃，粪便呈水样。

问题：

（1）上述资料中，哪些属于客观资料？

（2）可提出哪些护理诊断？

3. 高某，女，72岁，因“急性心肌梗死”入院，遵医嘱绝对卧床休息，现5天未解大便，感到腹胀不适。

问题：

（1）该病人目前存在的主要护理问题是什么？

（2）护士遵医嘱为该病人用“1、2、3溶液”灌肠，执行此项医嘱属于哪一类护理措施？

4. 曾某，女，73岁，慢性肺源性心脏病，病人表现为呼吸困难，喉头有痰鸣音，无力咳出。该病人家离医院较远，家人探视及陪伴较少，因而产生焦虑，无人时常哭泣。

问题：

（1）请提出该病人应优先解决的护理诊断。

(2) 根据马斯洛的人类基本需要层次理论，还应满足病人哪个层次的需要？

5. 曹某，男，38岁，因右下肢股骨颈骨折入院，给予患肢持续牵引复位。病人情绪十分紧张，主诉患肢疼痛。

问题：

(1) 请为该病人提出4～5个护理诊断。

(2) 如何排列这些护理诊断的优先顺序？

第九章　护理安全与职业防护

学习目标

知识目标：

1. 了解护理差错、护理事故、护理职业防护、护理职业暴露、普及性预防的概念；护理安全的影响因素。

2. 熟悉职业损伤的危险因素；职业疲溃感的防护措施。

3. 掌握护理安全、标准预防的概念；护理安全的控制措施；锐器伤的职业防护、化疗药物损害的职业防护、运动功能性损害的职业防护。

素质目标：

1. 深刻理解并认识护理安全的重要性，树立安全意识，科学规避护理职业风险。

2. 识别护理工作中的各种危险因素，排除环境中的安全隐患，增强职业防护意识。

于某，女，20岁，某校护理专业学生。在某三级甲等医院手术室实习。一日，她作为器械护士在手术台上配合手术，传递器械，当她接过医生使用过的手术刀时，右手拇指不慎被刀片划破，伤口出血。

由于发生了职业损伤，在带教老师的指导下，她立即对伤口进行了紧急处理。

问题：

1. 该实习护士发生了哪种职业损伤？

2. 针对此种损伤，应如何进行紧急处理？

3. 紧急处理后，于某查阅了该病人的病历，发现这是一名乙肝病人。请问当发生了乙型肝炎病毒的损伤性暴露时，应如何处理？

随着社会的发展，公众法制观念和自我保护意识的日益增强，医疗护理承担的风险越来越大，在医患关系紧张和医疗纠纷事件增多的背景下，也对护理工作提出了更高的要求，使得越来越多的护理人员开始关注护理安全问题。护理安全不仅涉及护理工作中病人的安全问题，也涉及在医院这样复杂、潜伏着诸多危险因素的环境中护士的安全问题。所以医疗机构应通过一系列专门的安全管理活动来实现增进病人健康与安全，并同时控制护理职业损伤危险因素，为护理人员创建一个和谐、安全的工作环境，最终达到提高护理服务质量的目的。

第一节 护理安全控制

护理安全是护理质量的基础，是优质护理服务的关键，直接影响到医疗质量、病人安危、医院声誉。在护理工作中，对影响护理安全的因素进行分析，制定有效的控制措施，是防范和减少护理差错和事故发生的重要环节。因此，做好护理安全管理，对于保证病人在诊疗护理过程中的安全发挥着至关重要的作用。

一、概述

（一）概念

1. 护理安全（nursing safety） 指在实施护理的全过程中，病人不发生法律和法定的规章制度允许范围以外的心理、机体结构或功能上的损害、障碍、缺陷或死亡。

2. 护理差错（nursing error） 指在护理工作中，因责任心不强、工作疏忽、不严格执行规章制度或违反技术操作规程等原因，给病人造成精神及肉体的痛苦，或影响医疗护理工作的正常进行，但未造成严重后果和构成事故。

3. 护理事故（nursing accident） 指在护理工作中，由于护理人员的过失，直接造成病人死亡、残疾、组织器官损伤导致功能障碍或造成病人明显人身损害的其他后果。构成护理事故必须包括4个基本因素：①确有护理错误。②发生错误的原因是护理不当。③护理措施不当是可控制因素。④由于护理错误发生了不良后果。

护理服务本应改善病人的健康状况，然而也可能因为某些失误造成伤害。护理差错和护理事故均是护理安全缺陷的表现，护理差错是发展成为护理事故的前身，护理事故是护理差错的恶性发展和转化，两者互为因果，相互联系。

（二）护理安全的重要性

1. 有利于提高护理质量 在日常护理工作中存在着一些不安全的因素，这些因素直接或间接地影响着护理质量。临床护理工作中的不安全因素不仅可以使病人的病情加重，延迟病人恢复健康的进程，甚至还可能给病人造成器官功能的障碍而导致残疾或死亡。由此可见，护理安全与护理质量密切相关，护理质量体现护理安全的水平，护理安全措施的落实，有利于提高护理质量。

2. 创造和谐的医疗环境 护理安全措施实施是否有效，直接反映医院护理管理水平，影响护理人员在社会上的声誉和形象。护理不安全因素容易引发护患之间的矛盾和争执，其后果常常会造成医疗护理纠纷，甚至导致法律诉讼。因此，监督护理安全措施执行，控制护理差错及事故发生，保障护理安全制度落实，不仅可以有效减少差错、事故的概率，为病人提供安全可靠的护理服务，赢得病人的认同和信赖，同时还可创造和谐的医疗环境。

3. 保护护理人员的自身安全 护理安全措施的有效实施，不仅可以为病人提供高质量的护理服务，保护病人的合法权益不受到侵害，同时也保护着护理人员的自身安全。通过不断强化护理人员的安全意识，对职业行为中的有害因素进行科学性的有效防护，可以减少职业暴露机会，并可避免职业伤害，保护自身的安全。

二、护理安全的影响因素

影响护理安全的因素很多，其中最主要的因素包括：

（一）人员因素

护理人员是护理措施的实施者，因此护理人员素质水平的高低是关系到护理安全与否的首要因素。

1. 安全意识淡薄 护理人员缺乏对护理安全的重视意识，对其重要性认识不足，工作积极性不高，缺乏责任感。而高度的责任感是保证护理安全的重要前提，也是落实各项规章制度的有力保障。护理人员因责任心不强而发生差错事故不仅直接构成不安全，其后果也显而易见，危害严重。有研究显示，由于责任心不强引起的投诉占所有投诉的25%。由此可见，护理人员的政治思想素质、职业道德素质等不能满足护理职业的要求时，就有可能造成言语、行为不当或过失，给病人造成不安全感或不安全结果。如不认真执行查对制度、违反护理技术操作常规等。

2. 法律意识不强 护理人员法律意识、自我保护意识淡薄，对日常护理行为或与医疗有关的行为可能引发的纠纷认识不足，往往忽视潜在的法律问题。如护理人员在非抢救时间执行医生的口头医嘱等。

3. 专业能力欠缺 主要指由于护理人员专业技术水平低或不熟练，如操作失误或操作错误、忽视细节性观察、业务知识欠缺、临床经验不足、缺乏应激性处理的经验等对病人安全构成的威胁。特别是随着新技术、新项目大量引进，护理工作中复杂程度高、技术要求高的内容日益增多，不仅增加了护理工作的压力，而且导致护理工作中技术方面风险加大，影响护理安全。

（二）管理因素

1. 管理制度不完善 护理规章制度不健全，缺乏对护理工作流程的管理，检查及监督不得力或职责不明确，对护理工作各个不安全环节缺乏预见性，未及时主动采取相应的措施或采取的措施不当等，都潜藏着护理安全隐患，成为护理不安全的因素。

2. 教育培训不重视 随着医疗护理技术的发展和进步，对护理人员业务素质的要求不断提高，而继续教育与相关业务培训却相对滞后，知识更新与实际需要存在差距，这也是导致护理差错或事故发生的主要原因之一。

3. 人力资源不足 培训合格的护理人力资源短缺，致使临床护理人员排班不合理，长时间超负荷工作，使其身心疲惫，产生厌倦心理，身体素质下降，不能高质量完成护理工作任务，易导致护理安全问题的发生。越来越多的证据表明，医疗机构护理人员的编制水平下降与临床不良事件增多密切相关，往往导致病人住院时间延长，死亡率上升等。

（三）环境因素

1. 设施布局 医院的布局不合理、基础设施不健全、病区物品配备不完善也存在不安全的因素，如仪器设备品种不全、性能不良、规格不符、供应数量不充足或缺乏维护与定期保养；药品及护理用物存在质量缺陷或失效、变质等；此外，地面过滑可导致病人跌倒、摔伤、骨折；病床无床档可造成病人坠床等。

2. 环境污染 环境污染所致的不安全因素，常见于消毒隔离不严密所致的院内交叉感染；昆虫叮咬导致的过敏性伤害以及引发的传染性疾病等。

3. 医用危险品 医用危险品管理使用不当也是潜在的不安全因素，如：氧气、乙醇、汽油等可导致烧伤；各种电器如烤灯、高频电刀等可导致灼伤；高压氧舱治疗不当可致气压伤；放射性治疗可导致放射性皮炎、皮肤溃疡坏死甚至死亡等。

4. 病区治安 医院如发生火灾、失窃、犯罪活动等威胁医疗机构公共安全的事件时，会给病人造成经济上的损失和精神上的不安全感。

（四）病人因素

1. 疾病本身 病人疾病发生发展的复杂性、多变性是造成护理风险的重要因素，另外病人个体的不确定性也易造成护理风险，引发不安全事件，如过敏性体质的病人，在应用药物时有发生过敏反应的危险。

2. 遵医行为 护理是一项护患双方共同参与、共同协作的活动，护理活动的正确实施有赖于病人的密切配合及支持。病人的心理素质、对疾病的认知程度及承受能力，将会影响病人的遵医行为，形成护理安全隐患。如病人擅自改变输液滴数、不按医嘱服药、不遵医嘱控制饮食、不定期复查、不配合护理操作等。

三、护理安全的控制

（一）加强护理职业安全的教育

重视护理安全教育，提高全体护理人员的安全意识，是保证护理安全的基础。通过经常性的安全教育，树立“安全第一”的观念。定期进行安全检查，针对安全隐患进行分析，及时提出改进措施，增强护理安全工作的自觉性，使护理人员明确良好的职业道德，严格执行规章制度是护理安全的重要保证。

（二）强化法制观念、提高法律意识

护理不安全因素引发的后果，常依据法律手段予以解决。因此，护理人员要加强法律知识的学习，增强法律意识、强化法制观念，自觉遵守法律、法规，以防范由于法制观念不强所造成的护理差错和事故，并学会运用法律武器维护自身的合法权益。

（三）加强专业理论和技术培训

临床上发生技术性护理事故的基本原因多是由于护理人员的理论知识不够扎实，临床经验不足，技术操作有误而引起。因此，提高护理人员的业务素质，提高护理行为的可靠性，是护理安全的重要环节。通过对护理人员定期、系统的专业培训，不断提高护理人员的专业技术水平，才能从根本上防止技术性护理差错、事故的发生，促进各项护理安全工作的落实。

（四）提高系统的安全性和有效性

在严重的不良事件中，虽有护理人员的失误在起作用，但是通常也伴随着固有的系统因素，如果这些系统因素得以适当的规避，人为失误将是可以预防的。因此需要提高护理系统的安全性和应对的有效性，实行科学、严谨的护理管理。在现代化护理管理中，必须坚持标准化、规范化的管理原则，主要包括建立、健全各项安全管理制度和科学的临床工作程序，并落实各项安全管理措施，才能使各级护理人员做到有章可循，确保安全护理的实施。同时做好宏观的人力资源监控，实现护理人员按需流动和配置，将护理事故发生的可能性最小化。

（五）建立连续监测的安全网络

1. 医院应实行“护理部—科护士长—病区护士长”三级目标管理责任制，护理部设立安全领导小组，科室成立安全监控小组，各司其职，各负其责。

2. 监督检查护理物品的质量、性能等是否符合安全要求，是否对病人、操作人员及社会构成潜在危险，检查物品有无商标、厂址、合格证书等，防止购入假冒伪劣商品。

3. 对有可能影响全局或最容易出现问题的环节应重点监控。如手术室、急诊科、

ICU、供应室等这些风险大、涉及面广、影响大的工作区域应该给予足够的重视并加强监督。

病人安全技术——个人数字化辅助设备

个人数字化辅助设备（personal digital assistant，PDA）是一种专供临床护士使用的便携式数字终端。随着计算机技术在医院日常管理中的大量应用，医院管理信息系统（hospital information system，HIS）为实现数字化医院提供了可能。PDA利用无线传输技术，只要在HIS网络覆盖范围内，医生、护士和其他医疗工作人员在权限许可的情况下，在任何时间、任何地点，都可以运用PDA对病人的医疗信息进行记录、调用、更新和存储。

PDA在护理工作中的主要应用：

1. 查看病人基本信息　如：床号、住院号、姓名、诊断、医生、病情等。

2. 生命体征信息的实时采集　体温、脉搏、呼吸、血压、神志、用药途径等，同时将采集时间和采集人等相关信息记录到数据库。

3. 分类显示所有医嘱信息　药疗医嘱、注射医嘱、治疗医嘱、护理医嘱、检查医嘱、化验医嘱、膳食医嘱。

4. 结合“临床路径”，将医嘱执行按临床路径自动进行拆分，提示护士需要执行医嘱的时间，执行后直接记录到数据库。

5. 根据护理工作的需要制定各种护理表格。

6. 根据护理工作内容的不同分别进行加权计算，科学的统计护士的工作量，为真正公平准确的对护士进行绩效考核提供数据依据。

PDA在护理工作中的应用，可以实现即时信息存取，护士可床头录入病人生命体征等信息，减少护士多次转抄、录入而引起的人为错误，还可以及时查看、了解医嘱执行情况。该系统既能提高护理工作效率，减轻护理人员的负担，又能防止医疗护理失误。

第二节　护理职业防护

医疗机构是一个高风险的复杂系统，以病人为主要服务对象，护理人员因工作性质、工作环境的特殊性，常常暴露于各种现存的或潜在的职业危险因素中，成为职业暴露中的高危群体，容易造成突发性的职业危害或慢性的职业损伤，严重威胁着护理人员的身心健康。因此，护理人员应具备对职业危害因素的认识、辨别和处理的基本知识和能力，具有职业危害的防范意识，自觉做好职业防护。

一、概　　述

（一）概念

1. 护理职业防护（nursing occupational protection）　指在护理工作中采取多种有效措施，保护护理人员免受职业损伤因素的侵袭，或将其所受伤害降到最低程度。

2. 护理职业暴露（nursing occupational exposures）　指护理人员由于职业的关系，在为病人提供护理服务时，经常暴露于感染病人的血液、体液及排泄物污染的环境中，有感染某种疾病的危险，同时各种理化因素及工作压力也会对护理人员造成影响，这些统称为护理职业暴露。

3. 普及性预防（universal precaution，UP）　即在为病人提供医疗服务时，无论是病人还是医务人员的血液和深层体液，也不论其是阳性还是阴性，都应当作为具有潜在的传染性加以防护。

4. 标准预防（standard precaution）　即假定所有人的血液等体内物质都有潜在的传染性，接触时均应采取防护措施，防止职业感染经血液传播疾病的策略。

（二）护理职业防护的意义

1. 提高护理人员职业生命质量　护理职业防护措施的有效实施，不仅可以避免由职业卫生和职业安全对护理人员造成的机体损害，而且还可以控制由环境和行为引发的不安全因素。通过职业防护可以维护护理人员的身体健康，减轻工作过程中的心理压力，增强社会适应能力，提高职业生命质量。

2. 科学规避护理职业风险　护理人员通过对职业防护知识的学习和技能的强化，可以提高职业防护的安全意识，使之严格遵守护理操作规程，自觉履行职业规范要求，有效控制职业危险因素，科学规避护理职业风险，减少护理差错、事故的发生，增加护理工作的安全感和成就感。

3. 营造轻松和谐的工作氛围　良好安全的职业环境，不仅可以使护理人员产生愉悦的身心效应，而且可以增加职业满意度，促进人际健康交流，使之获得对职业选择的积极认同。同时轻松愉快的工作氛围，可以缓解护理人员的工作压力，改善其精神卫生状况，焕发职业工作的激情，提高职业适应能力。

二、职业损伤的危险因素

护理工作场所是一个特殊的高危环境，护理人员面临着多种威胁健康与安全的因素，其中主要的危险因素包括：生物性因素、化学性因素、物理性因素和心理-社会性因素。

（一）生物性因素

生物性职业危害因素指在护理活动中各类病原微生物，通过飞沫、唾液、血液、体液、排泄物及其污染物等方式传播给护理人员，使其被动获得相关传染病感染的因素。

1. 细菌　护理工作环境中常见的致病菌有：葡萄球菌、链球菌、肺炎球菌、大肠杆菌等，它们通过呼吸道、消化道、血液、皮肤等途径感染护理人员，导致疾病的发生。

2. 病毒　护理工作环境中常见的病毒有：肝炎病毒、艾滋病病毒、冠状病毒等，传播途径以呼吸道和血液传播较多。其中最危险、最常见的是艾滋病病毒（HIV）、乙型肝炎病毒（HBV）、丙型肝炎病毒（HCV）。

（二）化学性因素

化学性职业危害因素指医院内的药物、溶液和气体等不同形式的化学物质，可以导致人体系统的毒性损害或刺激性损伤。

1. 化学消毒剂　在日常护理工作中，护理人员可通过各种途径接触到多种化学消毒剂而使自身受到不同程度的污染，如甲醛、过氧乙酸、含氯消毒剂、戊二醛、环氧乙烷等。这些化学消毒剂在极微量的接触中即可刺激皮肤、眼、呼吸道，引起皮肤过敏、流泪、恶心、呕吐、气喘等症状。经常接触此类化学品还会引起眼结膜灼伤、上呼吸道炎症、喉头水肿和痉挛、化学性气管炎或肺炎等；长期接触不仅可造成肝脏损害，还会损害中枢神经系统，表现为头痛、记忆力衰退以及肺的纤维化等。

2. 化疗药物 化疗药物在肿瘤的治疗中占有重要地位，对肿瘤细胞及正常组织均有抑制作用，因此，在临床上发挥治疗作用的同时，也可能会给医护人员带来损害，如氟尿嘧啶、环磷酰胺等。美国医疗机构药师协会将化疗药物定义为危险药品，即指具有遗传毒性、致癌性、致畸性及生育损害作用，在低剂量下即可以产生严重的器官或其他方面毒性的药品。所以，护理人员进行化疗操作时，存在一定的职业危害。如果长期接触这些可以通过皮肤、呼吸道等各种途径侵入护理人员身体的药物，所造成的损伤更是无法估量。

（三）物理性因素

物理性职业危害因素指能够引起人体组织创伤的工作环境因素。

1. 锐器伤 锐器伤是护理人员最常见的职业暴露损害。而感染的锐器伤是导致血源性传播疾病的最主要职业因素。目前已证实有二十多种病原体可经过锐器伤直接传播，其中最常见、危害性最大的是乙型肝炎病毒、丙型肝炎病毒和艾滋病病毒。锐器伤的另一方面危害是对受伤者的心理影响，使其产生焦虑、恐惧，并且引发中度或重度的悲观情绪，甚至导致放弃护理职业。

2. 机械性损伤 常见的机械性损伤有跌倒、扭伤、撞伤等。临床护理人员在工作中，体力劳动较多，并且劳动强度较大，负重过度，特别是ICU、骨科、精神科、急诊等，需要搬运病人的机会较多，用力不当，不正确的弯腰等，容易扭伤腰部，引发腰椎间盘突出，造成自身伤害。此外，超时站立和走动还可引起静脉曲张等。

3. 温度性损伤 常见的温度性损伤有热水瓶、热水袋所致的烫伤；易燃易爆物品，如氧气、乙醇等所致的各种烧伤；各种医疗电器使用，如烤灯、高频电刀操作使用不当所致的电灼伤等。

4. 放射性损伤 在为病人进行放射性诊断和治疗的过程中，如果护理人员自我保护不当，可导致放射性皮炎、皮肤溃疡坏死，甚至会引起皮肤癌。特别需要提出的是，护理人员在日常工作中，常需定期消毒病室、治疗室等，不可避免会接触到紫外线，造成不同程度的皮肤红斑、紫外线性眼炎等不良反应。

5. 噪声 噪声主要来源于监护仪、呼吸机的机械声、报警声，电话铃声，病人的呻吟声，物品及机器移动的声音等。研究人员发现，从1960年开始，在世界范围内医院白天的平均声音强度从57dB上升到今天的72dB，而晚上的声音强度则从原来的42dB上升到60dB。远远超过WHO规定的医院噪声标准，即病房中的声音强度不应超过40dB。护理人员长期处于这样的工作环境中，大脑自然会处于一种极度疲乏与精神紧张的状态，工作效率与质量都会受到不同程度的负面影响，严重者还可导致听力、神经系统等的损害。

（四）心理-社会性因素

医院内很多与工作相关的因素或情况可以造成或加重护理人员的精神紧张、情感焦虑或人际冲突。其中主要有工作负荷过重引起的精神压力过大，防范差错事故引起的心理高度紧张，倒班打破生理节律和生活规律等，所导致的一些心理障碍或慢性疾病，如焦虑、抑郁、食欲下降、失眠、高血压、溃疡病等，常见于急诊科、ICU的护理人员。此种危险因素不仅影响护理人员的心理健康，而且还影响着护理人员的身体健康，甚至影响着社会群体对护士职业的选择。

三、常见护理职业损伤的防护

(一) 锐器伤的职业防护

在医院工作环境中，护理人员发生锐器伤害主要表现为针刺伤、划痕伤和切割伤。据临床报道，锐器伤发生率医生为35%左右，护理人员为46%以上，且以针刺伤为主，高达66.7%。为此，WHO的全球注射网络已明确指出：安全注射指对接受注射的人无害、对护理人员没有危险；不会对环境产生污染。虽然医护人员在医疗护理工作中被锐器伤害是不可避免的，但是美国疾病控制和预防中心（Centers for Disease Control and Prevention，CDC）的评定表明：62%～88%的锐器伤是可以预防的。

1. 概念 锐器伤指护理人员在护理活动中，由医疗利器造成皮肤深部足以使受伤者出血的皮肤损伤。如注射器针头、缝合针、各种穿刺针、手术刀、剪刀、碎玻璃等造成的意外伤害。

2. 原因 护理人员对病人进行治疗护理时，有很多技术性操作，可能发生锐器伤的机会和环节也较多。但仔细分析锐器伤发生的过程，不都是随机的，也与护理人员特定的工作行为、习惯密切相关。引发锐器伤的常见原因包括：①准备物品的过程中被误伤，如掰安瓿、抽吸药液过程中被划伤。②各种注射、拔针时病人不配合造成误伤。③双手回套针帽产生的刺伤。④手术过程中锐器传递动作不规范造成的误伤。⑤使用后的锐器进行分离、浸泡和清洗时误伤，如注射器、输液器毁型过程中被刺伤。⑥处理医疗废物时，不慎导致误伤，如整理治疗盘、治疗室台面时被裸露的针头或碎玻璃扎伤。

3. 防护措施

（1）强化职业防护意识：护理人员应树立标准预防理念，增强自我防护意识，进行有可能接触病人血液、体液的治疗和护理操作时，必须戴手套（如手部皮肤发生破损时，必须戴双层手套）；进行侵袭性诊疗、护理操作过程中，要保证环境光线充足，并严格按照规范流程操作，应特别注意防止被针头、缝合针、刀片、破裂安瓿等锐器刺伤或划伤；操作完毕，脱去手套后应立即洗手，必要时进行手的消毒。

（2）锐器使用中的防护：使用安瓿制剂时，可先用砂轮划痕，然后再垫棉花或纱布掰安瓿；在条件允许的情况下，应尽可能使用带有安全装置的注射器或输液器；抽吸药液时严格使用无菌针头，抽吸后必须立即单手操作套上针帽；静脉加药时须去除针头经三通给予；为躁动、意识不清或不合作者进行治疗、护理操作时，请求他人协助配合，尽量减少锐器误伤自己或病人。

（3）严格管理医疗废物：使用后的锐器应当直接放入耐刺、防渗漏的锐器盒内，以防止刺伤。护理工作中应使用便捷的符合国际标准的锐器盒，当其装至2/3满即停止使用。严格执行医疗垃圾分类标准，锐器不应与其他医疗垃圾混放，应放置在特定的场所。封好的锐器盒在搬离病房前应有明确的标志，便于监督执行。

（4）纠正损伤的危险行为：①禁止用双手分离污染的针头和注射器。②禁止用手直接接触使用后的针头、刀片等锐器。③禁止用手折弯或弄直针头。④禁止双手回套针头帽。⑤禁止直接传递锐器（手术中锐器用弯盘或托盘传递）。⑥禁止徒手携带裸露针头等锐器物。⑦禁止消毒液浸泡针头。⑧禁止直接接触医疗垃圾。

（5）加强护理人员健康管理：建立护理人员健康档案，定期进行体检，并接种相应的疫苗。建立损伤后登记上报制度；建立医疗锐器处理流程；建立受伤员工监控体系，追踪伤者健康状况。

（6）合理安排工作时间：锐器伤与接触锐器的机会及时间成正比，从护理工作的安全性考虑，采取科学的排班方式，灵活地安排休息时间，减少护理人员的职业压力和心理压力，减少锐器伤的发生，提高工作效率。培养良好的兴趣和爱好，适当宣泄紧张、抑郁的情绪，保障护理工作质量。

4. 紧急处理方法 临床护理工作中一旦发生锐器伤，应迅速采取下列紧急处理措施：

（1）立即用健侧手从近心端向远心端挤压，尽可能挤出伤口部位的血液，避免在伤口局部来回挤压，防止产生虹吸现象，将污染血液回吸入血管，增加感染机会。

（2）用肥皂水彻底清洗伤口并用流动净水冲洗伤口 5min。

（3）用 0.5%聚维酮碘溶液、75%乙醇或安尔碘消毒伤口。

（4）向主管部门汇报，抽取针刺伤人员血样标本送检并填写医务人员锐器伤登记表（表 9-1）。

（5）请有关专家评估锐器伤并指导处理，根据病人血液中含病毒的多少和伤口的深度、暴露时间、范围进行评估，作相应的处理。

表 9-1 医务人员锐器伤登记表

编号__________

<table>
<tr><td rowspan="4">暴露者情况</td><td>伤者姓名</td><td></td><td>职称</td><td></td><td>参加工作时间</td><td></td></tr>
<tr><td>所在科室</td><td></td><td>证明人</td><td colspan="3"></td></tr>
<tr><td>暴露时间</td><td></td><td>部位</td><td></td><td>方式</td><td></td></tr>
<tr><td>详细过程</td><td colspan="5"></td></tr>
<tr><td rowspan="3">暴露源情况</td><td>病人姓名</td><td></td><td>住院号</td><td></td><td>诊断</td><td></td></tr>
<tr><td>病原检测</td><td>HBV（ ）</td><td>HCV（ ）</td><td>HIV（ ）</td><td colspan="2">梅毒（ ）</td></tr>
<tr><td>其他情况</td><td colspan="5"></td></tr>
<tr><td>伤口处理</td><td colspan="6"></td></tr>
<tr><td>填报者</td><td colspan="2"></td><td>填报日期</td><td colspan="3"></td></tr>
<tr><td>科室意见</td><td colspan="6">主任（护士长）： 年 月 日</td></tr>
<tr><td colspan="7">以上由暴露者和所在科室负责填写</td></tr>
<tr><td>医务处批示</td><td colspan="6">负责人： 年 月 日</td></tr>
<tr><td colspan="7">以下由医院感染管理科负责填写</td></tr>
<tr><td colspan="7">相关科室风险度评估
科室 ： 负责人： 年 月 日</td></tr>
<tr><td>监测周期记录</td><td colspan="6">HBV（ ） HCV（ ） HIV（ ）
受伤当日（ 年 月 日）______ ______ ______
第 个月（ 年 月 日）______ ______ ______
第 个月（ 年 月 日）______ ______ ______
第 个月（ 年 月 日）______ ______ ______
第 个月（ 年 月 日）______ ______ ______
预防接种情况（第 1 次检测 HBV 阴性者建议进行）：（检验报告单附后）</td></tr>
<tr><td>备注</td><td colspan="6"></td></tr>
</table>

血液监测流程

1. 病人为乙肝表面抗原（HBsAg）(＋) ①受伤护理人员乙肝表面抗体（抗-HBs）(＋）者，不需注射疫苗或高效价乙肝免疫球蛋白（HBIG）。②受伤护理人员HBsAg（一）或抗-HBs（一）未注射疫苗者，需24h内注射HBIG并注射疫苗。于当日、第3个月、6个月、12个月随访和监测。

2. 病人为丙型肝炎病毒抗体（抗-HCV)(＋) 受伤护理人员为抗-HCV（一）者，3个月后取血查HCV抗体和肝功能。

3. 病人为艾滋病病毒抗体（抗-HIV)(＋) ①受伤护理人员抗-HIV（一)，经过专家评估后可立即服用预防用药，并进行医学观察一年。于刺伤后6周、3个月、6个月、12个月时检查抗-HIV。②预防性用药的原则：若被HIV病毒污染的针头所刺伤，应在4h内，最迟不超过24h进行预防用药，可用逆转录酶抑制剂、蛋白酶抑制剂加以预防。即使超过24h，也应当实施预防性用药。

（二）化疗药物损害的职业防护

1. 概念 广义的化学治疗指病原微生物、寄生虫所引起的感染性疾病以及肿瘤采用化学治疗的方法，简称化疗。理想的化疗药物应对病原体、寄生虫和肿瘤有高度选择性，而对机体的毒性很小。从狭义上讲，化疗多指对于恶性肿瘤的化学药物治疗。

2. 原因 专业人员在接触、处理化疗药物过程中，如果操作不慎会引起化疗药物经过呼吸道吸入、皮肤吸收或经口进入机体，造成对人体的潜在危害。因此护理人员必须了解可能成为导致化疗药物损害的危险环节。

（1）药物准备过程：打开安瓿抽吸药液时，药物粉末、药液、玻璃碎片向外飞溅，甚至药瓶的渗漏或破裂；密封瓶内抽吸药液拔针时，因瓶内压力太大导致的药物飞溅；排气时操作不当药液喷出等。

（2）注射操作过程：静脉推注药物前排气、推注时针头衔接不紧密、输液时从输液管衔接处导致的药液外溢；护理人员在注射过程中意外损伤自己等。

（3）废弃物处理过程：丢弃化疗药物空瓶、剩余药液、被化疗药物污染的材料时的接触；清除溅出或溢出药物时的接触；处理化疗病人体液、排泄物或其污染物时的接触。病人的呕吐物、汗液、尿液中含有低浓度的化疗药物，其排泄物、分泌物污染被服后，如处理不当，也可能使护理人员接触到化疗药物。

3. 防护措施

（1）配制前要求

1）环境准备：条件允许应设立化疗药物配制室，配有空气净化装置，在专用层流生物安全柜内配药，以保持洁净的配制环境，操作台面应覆盖一次性防渗透性防护垫（一般为塑料吸水纸)，以吸附溅出的药液，以免蒸发造成空气污染。不具备条件的医院应将配药室设在人流较少区域，室内安装排风设备，保证空气流通，并严格控制环境条件。

2）护士准备：①配制前按照六部洗手法洗手，佩戴一次性防护口罩、帽子、眼罩或护目镜，穿一次性防渗透长袖防护服、鞋套，戴双层手套（内面为聚氯乙烯手套，外面为乳胶手套)。由于操作过程中从呼吸道吸入化疗药物的危险性较大，因此必须戴有效的一次性防护口罩。②准备好所需物品，尽量避免频繁的物流和人员走动，以减少对层流生物安全柜内气流的影响和对操作人员的污染。

(2) 配制时要求

1) 割锯安瓿前应轻弹其颈部，使药粉(液)降落至瓶底。掰开时用纱布包裹反向折断，避免药粉、药液、玻璃碎片飞溅，并防止划破手套。

2) 溶解安瓿内粉剂药物时，溶媒应沿瓶壁缓慢注入瓶底，待药粉浸透后再搅动，防止粉末溢出。

3) 瓶装药物稀释后立即抽出瓶内气体，以防瓶内压力过高，药液从针眼处溢出。

4) 抽取药液时以不超过注射器容量的3/4为宜，防止溢出。

5) 抽取药液结束时，应在瓶内排气后再拔针，不得使药液排入空气中。

6) 操作完毕，脱去手套后按照六步洗手法彻底洗手。

(3) 给药时要求

1) 采用密闭式静脉输液法给药，保证输液管所有接头衔接紧密，以免药液外漏。

2) 不使用带有排气孔的输液器，必须使用时应将纱布固定在排气孔处，以吸收漏出的药液。

3) 如需从墨非滴管加入药物，先将无菌棉球或无菌纱布包裹在滴管开口处再加药，以免溢出。

4) 推注化疗药物时，应确保注射器与输液管接头处衔接紧密，防止药液外漏。

5) 操作完毕，脱去手套，按照六步洗手法彻底洗手；合理使用手套、口罩、防护衣，手套每隔30min更换一次。

6) 输液完毕，拔针时应戴橡胶手套。

(4) 污染物处理要求

1) 凡与化疗药物接触过的针头、注射器、输液管、棉球、棉签等，必须收集在专用带盖防漏的密闭垃圾桶内，标明警示标志，统一处理，不能与普通垃圾等同处理。

2) 处理污物时，护理人员要戴帽子、口罩及手套，处理完毕后应按照六步洗手法彻底洗手。

(5) 化疗护士素质要求

1) 执行化疗的护士应经过专业培训，熟悉各种化疗药物的特性，增强职业危害的防护意识，掌握防护知识和防护操作技能。

2) 化疗护士应注意锻炼身体，定期体检，每隔6个月检查肝功能、血常规及免疫功能。处于孕期、哺乳期的护士应避免接触化疗药物，应暂时脱离接触化疗药物的环境。

虽然护士为病人进行化疗过程中，存在一定的职业危害，但只要从思想上重视，认真实施各种防护措施，化疗药物对护士的危害是完全可以防范的。

4. 化疗药物外溅的处理

(1) 护士在操作过程中，一旦出现化疗药物外溅，应立即标明污染范围，避免其他人员接触。

(2) 若药液溢到桌面或地上，应用纱布吸附药液，再用肥皂水擦洗，配药后要拖地面。

(3) 若药物为粉剂则用湿纱布轻轻擦抹，以防药物粉尘飞扬，污染空气。

（4）如不慎将药液溅到皮肤或眼里，应立即用肥皂温水或生理盐水彻底清洗。

（5）在冲注化疗药物时，如密封瓶内压力高，不慎溅到工作服上，要立即更换、冲洗。

（三）运动功能性损害的职业防护

由于护理工作的性质，护理人员在工作中常常会搬动病人和较重的物品，使身体经常处于某种非自然体位，负重过大，这是引起护理人员损伤风险较高的体力操作活动。容易导致腰肌劳损、扭伤、腰椎间盘突出症等的发生，其中，腰椎间盘突出症具有难治性及易复发性的特点，一旦发生，将严重影响护理人员的日常工作和生活。此外，护士长期站立维持相同姿势，还易引起静脉曲张。因此，应充分重视护理工作中搬运重物和长期站立所存在的风险，并采取预防性和保护性措施，从而降低护理人员的职业损害。

1. 概念 在护理工作中由于工作性质的原因，常因负重过度或不合理用力等，而导致肌肉、骨骼、关节的损伤。

2. 原因

（1）较大的工作强度：运动功能性损害与重体力劳动呈正相关，如护理人员的腰肌劳损大多是在搬、抬病人或为病人翻身时发生的；而人员不足造成工作量过大及缺少搬抬病人的辅助设备（翻身床、对接车），更增加了发生运动功能性损害的危险性，尤其在手术室、重症监护室工作的护理人员发生该损害的几率更高。

（2）不良的工作姿势：护理人员从事较多的基础生活护理工作，但通常不注意运用人体力学的原理保护自身。如远离身体躯干拿取重物或搬移病人；为卧床病人更换体位或更换床单时，护理人员只做弯腰动作，很少屈膝；使用轮椅或平车运送病人时，长时间以拉动方式运送等，都可使腰背肌肉、韧带受到过度牵拉，导致运动功能性损害。

（3）长期累积性伤害：临床护理人员执行相关护理操作，如加药、观测引流管时，弯腰、扭转动作较多，而又没有充足的休息或复原时间，长期的损伤积累或突然承受推拉扭转，会造成腰椎、颈椎的椎间盘突出，引起运动功能性损害。

3. 防护措施

（1）加强锻炼、提高身体素质：加强锻炼、强身健体是预防运动功能性损害的重要措施。通过锻炼可提高机体免疫力，使全身各个脏器系统功能增强，局部腰肌可摄取更多营养物质。同时，通过锻炼还可增加身体的柔韧性、增加骨关节活动度、降低骨关节损伤几率。例如：健美操、广播操、太极拳、慢跑、游泳、瑜伽等。

（2）运用正确的劳动姿势：护理人员在日常的工作、生活中，应注意运用正确的劳动姿势。在站立或坐位时应尽可能保持腰椎伸直，使脊柱支撑力增大，避免因过度屈曲引起腰部韧带劳损；搬运重物时，两脚分开，扩大支撑面，膝盖微屈，腰背尽量保持挺直，做重心转移时，不要扭转腰背。

（3）避免长时间维持一种体位：护理人员应定期变换体位，缓解肌肉、关节、骨骼疲劳，减轻脊柱负荷。应避免保持同一固定的劳动姿势而引发腰肌劳损，增大发生椎间盘突出的几率。同时要避免过于剧烈的活动，防止拉伤腰部肌肉，损伤椎间盘。

（4）应用搬运病人的设备：随着科技的发展，各种护理器械的应用为减轻护理工作量提供了保证，当搬移病人或重物时可借助翻身床、对接车、机械提举架、移动椅等协助完成。

（5）科学使用劳动保护用具：护理人员在工作中可以佩戴腰围等保护用具以加强腰部

的稳定性，保护腰肌和椎间盘不受损伤。但腰围只应在劳动时使用，在休息时必须去除，以免产生肌肉废用性萎缩。对于已患腰椎间盘突出症的护理人员，在佩戴腰围时应注意遵循以下原则：在急性期疼痛加重时坚持佩戴，卧床休息时解下。

（6）促进下肢血液循环：护理人员因工作性质需要，常常会超时站立，导致下肢静脉血液回流受阻，静脉持久扩张，发生下肢静脉曲张，甚至引发严重后果。为了预防下肢静脉曲张的发生，在站立工作过程中，要自我调节站立姿势，适当、轻微的活动有助于促进下肢血液循环，减轻下肢静脉瓣膜承受的压力。如站立时，取“稍息”姿势，可让双腿交替承重轮换休息，或适当做踮脚动作，促进小腿肌肉收缩，减轻疲劳；工作间歇可以适当做下肢运动或尽量抬高下肢，以促进血液回流。另外，可穿弹力袜套保护。

（7）养成良好的生活习惯：从事护理工作的人员，提倡卧硬板床休息，并注意床垫的厚度适宜。在从事家务劳动时，避免过劳，以正确的方式弯腰搬运重物。尽量减少持重物的时间及重量，减少腰部负荷，预防运动功能性损害的发生。此外，由于护理人员每天承担着繁重的护理工作，应注意营养的科学调配，多食富含钙、铁、锌的食物，如牛奶、菠菜等。同时增加机体内蛋白质的摄入量，因其是形成骨骼、肌肉、韧带不可缺少的成分之一。

（四）职业疲溃感的职业防护

职业性心理-社会因素在生产劳动过程中广泛存在，直接或间接地影响人们的职业健康，引起心理、社会性损害。新的医学模式和整体护理观，使得护理工作的范围明显扩大，护理工作环境进一步复杂化，工作中存在众多的压力源，任务繁重，风险高，所以护理人员成为职业疲溃感的高发人群。

1. 概念　职业疲溃感指由于持续的工作压力引起个体的“严重紧张”反应，从而出现的一组症候群，其主要表现为：缺乏工作动机、回避与他人交流、对事物多持否定态度、情感冷漠等。

2. 原因　职业疲溃的发生与工作压力有关，护理人员工作中的压力主要来源于以下几方面。

（1）护理专业方面：接受继续教育、培训机会偏少，职称晋升较难，工作独立性小，护理人员参与决策机会少，缺乏主人翁意识。

（2）工作量方面：人力资源不足，工作时间长，工作负荷过重，且比较琐碎。

（3）工作环境方面：常接触病原菌、病毒、放射性物质、化学有害物质等，导致工作环境无安全感。

（4）病人护理方面：病人病情过重，所学知识不能满足病人及家属的心理需要，工作未被病人及家属认可，担心工作中出现差错事故。

（5）人际关系方面：沟通不畅，得不到其他工作人员的理解和尊重，同事间缺乏友好合作的气氛，难免出现冲突。

（6）自我期望方面：对护理人员的价值认同不够，工作满意度下降，导致情绪低落，工作缺乏积极性和激情；缺乏必要的心理应对能力，在面对压力时，不能充分运用各种防卫机制保护自己。

3. 防护措施

（1）提供教育和培训机会：鼓励护理人员参加继续护理教育和学术会议以及其他形式的学习，充实专业知识，提高专业技能，增加对学科发展前沿和国内外专业情况的了解，以带来工作变革的方向和动力，拓展专业领域的视野，提高职业竞争力，增强应对工作压力的能力。

（2）提高工作价值感：随着时代的发展，赋予了护理人员多元化的角色，成为“维护和促进人类健康”的重要生力军，社会对护理工作的评价也需相应得到改善。护理人员社会地位的提高，创造了一个尊重护理职业的社会环境，这些有助于提高护理人员自我工作价值感，增强应对工作疲溃的动力。

（3）合理安排人力资源：改善人力配备，合理安排各科室护理人员，科学的工作安排可以降低夜班劳动带来的负面效应；学会时间管理，劳逸结合，延长高效工作时间，减轻护理人员的职业紧张。

（4）创造健康的职业环境：一个良好的职业环境，可以在一定程度上缓解工作和思想的压力。医院应尽量创造舒适、安全的工作环境，提供必要的防护保障，加强对可能发生安全隐患的关键环节的控制；护理人员应学会与他人有效沟通，减少由于误解造成的冲突，培养团队合作的精神，改善组织内部人际关系，增加相互支持；并学习应对工作场所突发情况的知识和技巧，营造安全健康的职业环境。

（5）培养积极乐观的精神：面对困难和挫折时，调整心态，以积极乐观的态度对待，可以缓解压力引起的身心反应，并可将压力转换成积极动力，成为个人发展的机遇。

（6）合理疏导压力带来的影响：合理运用应对压力的技巧，积极疏导负面的躯体和心理反应，可以降低紧张感。同时培养轻松的业余爱好，并进行有规律的运动等，有助于摆脱焦虑、烦恼，恢复体力和精力。

（7）提高自身综合素质：护理人员应与时俱进，正视挑战，提升自身综合素质，树立自信，用专业知识和技术提供优质的服务，赢得信任和尊重，克服职业疲溃感。

（孙 伟）

思考题

1. 某早产儿，出生3天后皮肤出现硬肿症，给予热水袋保暖处理。次日，其母亲发现小儿大腿外侧出现皮肤红肿，有水疱，面积约1cm×2cm。经护理人员处理后，皮肤红肿面积逐渐减小，4天后烫伤皮肤恢复正常。经调查，该护理人员在灌完热水后倒提热水袋检查无漏水，没有违反操作规程，但此热水袋使用超过3年，有慢性渗水现象。

问题：

（1）该事件由哪种不安全因素引起？

（2）你认为应该如何预防此类事件的发生？

2. 患儿，男，5岁，因支气管炎到某医院门诊雾化吸入治疗。护理人员接过其母亲递过来的药，没有认真查对医嘱，错把静脉用药氨茶碱用于雾化给药。事件发生后该护理人员立即报告医生，经检查，该药物未对患儿造成不良影响，院方随即向家属解释并道歉。

问题：

（1）根据所学知识，应如何界定上述错误事件的性质？

（2）上述错误事件是由什么因素引起的？

3. 周某，女，36岁，某医院注册护士，在外科综合病房工作，分管6位危重病人，其中一位病人为艾滋病晚期。某天夜班，发现这位病人静脉输液管里有回血，液体不滴。为了避免病人重新静脉穿刺，该护士用装有 3ml 生理盐水的注射器对留置针输液管进行冲洗，并试着抽出输液管中的血块。此时病人突然下意识地抽回手臂，使得针头脱出，针尖刺进护士左侧手掌。

问题：

（1）该护士发生了何种职业损伤？

（2）该护士应如何进行紧急处理？

4. 许某，女，40 岁，某医院重症监护室护士，从业 17 年，工作中需经常搬抬病人和搬运各种医疗仪器，四年前开始出现腰背部疼痛，近期疼痛加剧，经检查证实为腰 4、5 椎间盘突出。

问题：

（1）该护士发生了哪种职业损伤？

（2）该损伤是由何种职业损伤危险因素导致的？

（3）该损伤应如何防护？

5. 曲某，女，19 岁，实习护士，在某医院急诊科实习时，协助带教老师抢救一位危重病人，在抢救过程中帮助带教老师抽吸药液，当抽吸一安瓿盛装的药液时，没有找到砂轮，由于情况紧急，该实习护士徒手将安瓿掰开，致使示指肌腱断裂，经过两次手术，示指功能趋于恢复。

问题：

（1）该实习护士发生了哪种职业损伤？

（2）该损伤应如何进行防护？

附　　录

一、172 项护理诊断

（2005 年北美护理诊断协会按字母顺序排列分类）

（一）现存的护理诊断

A：

1. 活动无耐力
2. 调节障碍
3. 清理呼吸道无效
4. 焦虑
5. 自主神经反射失调

B：

1. 身体意象紊乱
2. 大便失禁
3. 母乳喂养有效
4. 母乳喂养无效
5. 母乳喂养中断
6. 低效型呼吸型态

C：

1. 心输出量减少
2. 照顾者角色紧张
3. 语言沟通障碍
4. 有沟通增强的趋势
5. 社区应对无效
6. 有社区应对增强的趋势
7. 社区执行治疗方案无效
8. 急性意识障碍
9. 慢性意识障碍
10. 便秘
11. 感知性便秘
12. 防卫性应对

13. 应对无效
14. 有应对增强的趋势

D：

1. 对死亡的焦虑
2. 决策冲突
3. 无效性否认
4. 牙齿异常
5. 腹泻
6. 缺乏娱乐活动

E：

1. 能量场紊乱
2. 认识环境障碍综合征

F：

1. 成人身心衰竭
2. 妥协性家庭应对
3. 无能性家庭应对
4. 有家庭应对增强的趋势
5. 家庭运行功能不全：酗酒
6. 家庭运行中断
7. 有家庭运行增强的趋势
8. 家庭执行治疗方案无效
9. 疲乏
10. 恐惧
11. 有体液平衡增强的趋势
12. 体液不足
13. 体液过多

G：

1. 气体交换受损
2. 预感性悲伤
3. 功能障碍性悲伤
4. 生长发育延迟

H：

1. 维护健康无效
2. 寻求健康的行为
3. 持家能力障碍
4. 绝望
5. 体温过高
6. 体温过低

I：

1. 婴儿行为紊乱

2. 有婴儿行为能力增强的趋势
3. 无效性婴儿喂养模式
4. 颅内适应能力下降

K：

1. 知识缺乏
2. 有知识（具体说明）增加的趋势

L：

1. 乳胶过敏反应
2. 静态生活型态

M：

1. 记忆力受损
2. 床上活动障碍
3. 躯体活动障碍
4. 轮椅活动障碍

N：

1. 恶心
2. 不依从行为
3. 营养失调：低于机体需要量
4. 营养失调：高于机体需要量

O：

1. 口腔黏膜受损

P：

1. 急性疼痛
2. 慢性疼痛
3. 父母角色冲突
4. 养育受损
5. 有养育增强的趋势
6. 自我认同紊乱
7. 创伤后综合征
8. 无能为力感
9. 防护无效

R：

1. 强暴创伤综合征
2. 强暴创伤综合征：复合反应
3. 强暴创伤综合征：沉默反应
4. 宗教虔诚度受损
5. 有宗教虔诚度增强的趋势
6. 迁居应激综合征
7. 无效性角色行为

S：

1. 自理缺陷
   自理缺陷：沐浴/卫生
   自理缺陷：穿着/修饰
   自理缺陷：进食
   自理缺陷：如厕
2. 有自我概念增强的趋势
3. 长期自尊低下
4. 情景性自尊低下
5. 自伤
6. 感知觉紊乱
   感知觉紊乱：听觉
   感知觉紊乱：味觉
   感知觉紊乱：运动觉
   感知觉紊乱：嗅觉
   感知觉紊乱：触觉
   感知觉紊乱：视觉
7. 性功能障碍
8. 无效性性生活方式
9. 皮肤完整性受损
10. 睡眠剥夺
11. 睡眠型态紊乱
12. 有睡眠增强的趋势
13. 社交障碍
14. 社交孤立
15. 长期悲伤
16. 精神困扰
17. 有精神健康增强的趋势
18. 术后康复延迟
19. 吞咽受损

T：

1. 执行治疗方案有效
2. 执行治疗方案无效
3. 有执行治疗方案增强的趋势
4. 体温调节无效
5. 思维过程受干扰
6. 组织完整性受损
7. 组织灌注无效：心、肺
8. 组织灌注无效：脑

9. 组织灌注无效：胃肠道
10. 组织灌注无效：外周
11. 组织灌注无效：肾
12. 转移能力障碍

U：

1. 单侧性忽视
2. 排尿障碍
3. 有排尿功能增强的趋势
4. 功能性尿失禁
5. 反射性尿失禁
6. 压力性尿失禁
7. 完全性尿失禁
8. 急迫性尿失禁
9. 尿潴留

V：

1. 自主呼吸受损
2. 功能障碍性撤离呼吸机反应

W：

1. 行走障碍
2. 漫游状态

（二）“有……的危险”的护理诊断

A：

1. 有活动无耐力的危险
2. 有误吸的危险
3. 有自主神经反射失调的危险

B：

1. 有体温失调的危险

C：

1. 有照顾者角色紧张的危险
2. 有便秘的危险

D：

1. 有发育迟缓的危险
2. 有废用综合征的危险

F：

1. 有摔倒的危险
2. 有体液不足的危险
3. 有体液失衡的危险

G：

1. 有功能障碍性悲伤的危险

2. 有不成比例生长的危险

I：

1. 有婴儿行为紊乱的危险
2. 有感染的危险
3. 有受伤的危险

L：

1. 有乳胶过敏的危险
2. 有孤独的危险

N：

1. 营养失调：有高于机体需要量的危险

P：

1. 有父母-婴儿/儿童依恋关系受损的危险
2. 有养育能力受损的危险
3. 有围术期体位性损伤的危险
4. 有外周神经血管功能障碍的危险
5. 有中毒的危险
6. 有创伤后综合征的危险
7. 有感到无能为力的危险

R：

1. 有宗教虔诚度受损的危险
2. 有迁居应激综合征的危险

S：

1. 有情景性自尊低下的危险
2. 有自伤的危险
3. 有皮肤完整性受损的危险
4. 有精神困扰的危险
5. 有婴儿猝死综合征的危险
6. 有窒息的危险
7. 有自杀的危险

T：

1. 有创伤的危险

U：

1. 有急迫性尿失禁的危险

V：

1. 有对他人施行暴力的危险
2. 有对自己施行暴力的危险

二、各系统常见的合作性问题

（一）潜在并发症心/血管系统

1. PC：局部缺血性溃疡

2. PC：心输出量减少
3. PC：心律失常
4. PC：先天性心脏病
5. PC：心绞痛
6. PC：心源性休克
7. PC：心内膜炎
8. PC：血容量减少性休克
9. PC：外周血液灌注量不足
10. PC：深静脉血栓形成
11. PC：肺水肿
12. PC：肺栓塞
13. PC：高血压
14. PC：脊髓休克

（二）潜在并发症：呼吸系统

1. PC：低氧血症
2. PC：喉头水肿
3. PC：气胸
4. PC：肺不张/肺炎
5. PC：支气管狭窄
6. PC：胸腔积液
7. PC：呼吸机依耐性呼吸
8. PC：呼吸衰竭
9. PC：肺性脑病

（三）潜在并发症：消化系统（肝脏、胆道）

1. PC：消化道出血
2. PC：消化道穿孔
3. PC：腹水
4. PC：肝功能衰竭
5. PC：高胆红素血症
6. PC：脏器切除术
7. PC：肝脾大
8. PC：胆囊穿孔
9. PC：麻痹性肠梗阻/小肠梗阻

（四）潜在并发症：肾/泌尿系统

1. PC：急性尿潴留
2. PC：肾灌注不足
3. PC：膀胱穿孔
4. PC：肾结石
5. PC：肾性高血压

（五）潜在并发症：神经系统/感觉系统

1. PC：颅内压增高
2. PC：中风
3. PC：癫痫
4. PC：脊髓神经压迫症
5. PC：重度抑郁症
6. PC：脑膜炎
7. PC：颅神经损伤（特定的）
8. PC：瘫痪
9. PC：外周神经损伤
10. PC：眼压增高
11. PC：角膜溃疡
12. PC：神经系统疾病

（六）潜在并发症：生殖系统

1. PC：产前出血
2. PC：早产
3. PC：妊娠高血压
4. PC：胎儿窘迫
5. PC：产后出血
6. PC：月经过多
7. PC：月经频繁
8. PC：梅毒

（七）潜在并发症：肌肉/骨骼系统

1. PC：骨质疏松
2. PC：病理性骨折
3. PC：关节脱位
4. PC：腔隙综合征

（八）潜在并发症：血液系统

1. PC：贫血
2. PC：血小板减少症
3. PC：红细胞增多症
4. PC：镰状细胞危象
5. PC：弥散性血管内凝血

（九）潜在并发症：内分泌/代谢/免疫系统

1. PC：低血糖/高血糖
2. PC：负氮平衡
3. PC：电解质紊乱
4. PC：甲状腺功能障碍
5. PC：甲状腺功能减退/甲状腺功能亢进
6. PC：体温过高（严重的）

7. PC：体温过低（严重的）
8. PC：酸中毒（代谢性、呼吸性）
9. PC：碱中毒（代谢性、呼吸性）
10. PC：败血症
11. PC：变态反应
12. PC：供体组织排斥反应
13. PC：肾上腺功能不全
14. PC：免疫缺陷

（十）潜在并发症：药物治疗副作用

1. PC：药物治疗的不良反应
2. PC：肾上腺皮质激素治疗的副作用
3. PC：抗焦虑药物治疗的副作用
4. PC：抗心律失常药物治疗的副作用
5. PC：抗凝血药物治疗的副作用
6. PC：抗惊厥药物治疗的副作用
7. PC：抗抑郁药物治疗的副作用
8. PC：抗高血压药物治疗的副作用
9. PC：β受体阻滞剂治疗的副作用
10. PC：钙通道阻滞药治疗的副作用
11. PC：血管紧张素转移酶抑制剂治疗的副作用
12. PC：抗肿瘤药物治疗的副作用
13. PC：抗精神病药物治疗的副作用

护理学导论教学大纲（参考）

（供五年一贯制护理学专业用）

一、课程任务

护理学导论是护理专业课程体系中的一门专业基础课程，是学生学习护理专业的入门课程。它着重介绍了护理学的任务、范畴、基本概念、基本理论、基本知识、基本工作方法以及护士素质与行为规范、护理职业安全与防护等，使学生认识护理学、护理专业及相关的从业要求。其主要任务是使学生了解护理学的基本知识、基本理论，确立以护理对象为中心的整体护理观，培养学生良好的职业素质与职业操守，培养观察、综合分析和解决问题的能力以及评判性思维能力，学会运用护理程序的理论和方法于护理实践中，同时也为学习后续的临床各科护理以及从事临床护理工作打下坚实的基础。

二、课程目标

（一）知识目标

1. 了解护理学的发展史、护理学的任务、范畴及工作方式；了解我国医疗卫生服务体系及医院概况；了解护理程序的发展简史及特性。

2. 熟悉护理的支持性理论、护理理论与模式；熟悉社区卫生服务的内容、评判性思维与临床护理决策的概念；熟悉护理程序的理论基础、职业损伤的危险因素。

3. 掌握护理学的基本概念；掌握护士基本素质要求及行为规范；掌握护理程序的概念及各步骤的内容；掌握护理安全的控制及护理职业损伤的防护。

（二）能力目标

1. 学会用护理程序的工作方法进行护理工作。

2. 学会将护理的基本理论、基本知识运用于护理工作中。

3. 熟练掌握护士的行为规范。

4. 熟练掌握护理职业损伤的防护措施。

（三）素质目标

1. 具有良好的护士职业素质、行为习惯及职业道德修养。

2. 具有良好的人际沟通能力、团队合作精神及服务意识。

3. 具有评判性思维及分析和解决临床常见护理问题的能力。

三、教学时间分配

教学内容	学时		
	理论	实践	总学时
1. 绪论	6	0	6
2. 护士素质与行为规范	4	2	6
3. 卫生服务体系	2	0	2
4. 护理学的基本概念	4	0	4
5. 护理的支持性理论	6	0	6
6. 护理理论与模式	6	0	6
7. 评判性思维与临床护理决策	4	0	4
8. 护理程序	8	2	10
9. 护理安全与职业防护	4	2	6
机动	2	2	4
合计	46	8	54

四、教学内容和要求

单元	教学内容	教学要求	教学活动参考	参考学时	
				理论	实践
一、绪论	（一）护理学的发展史		理论讲授	6	
	1. 古代护理的孕育	了解	多媒体演示		
	2. 近代护理学的诞生	熟悉	案例分析讨论		
	3. 现代护理学的发展	掌握	查阅资料		
	4. 我国护理学发展概况	了解	自学		
	5. 中国护理未来发展趋势	了解			
	（二）护理学的任务、范畴及工作方式				
	1. 护理学的任务	了解			
	2. 护理学的范畴	熟悉			
	3. 护理工作方式	了解			
二、护士素质与行为规范	（一）护士的素质		理论讲授	4	
	1. 素质的概念	熟悉	多媒体演示		
	2. 护士素质的基本内容	掌握	案例分析讨论		
	（二）护士的行为规范		情景教学		
	1. 护士的仪表与举止	掌握	角色扮演		
	2. 护士的语言行为	掌握	自学		
	3. 护士的非语言行为	掌握			
	实践1：护士行为规范训练	熟练掌握	技能实践		2
三、卫生服务体系	（一）我国医疗卫生服务体系		理论讲授	2	
	1. 我国医疗卫生体系的组织结构与功能	了解	多媒体演示		
	2. 我国城乡三级医疗卫生网	了解	案例分析讨论		
	3. 我国的护理组织系统	了解			
	（二）医院				

续表

单　　元	教学内容	教学要求	教学活动参考	参考学时	
				理论	实践
	1. 医院的概念及任务	掌握			
	2. 医院的种类	熟悉			
	3. 医院的组织结构	了解			
	4. 医院工作的特点	了解			
	（三）社区				
	1. 社区概述	了解			
	2. 社区卫生服务	熟悉			
	3. 社区护理	熟悉			
四、护理学的基本概念	（一）人		理论讲授	4	
	1. 人是一个整体	掌握	多媒体演示		
	2. 人是一个开放系统	掌握	案例分析讨论		
	3. 人有基本需要	掌握			
	4. 人有自理能力并对自身健康有所追求	熟悉			
	（二）环境				
	1. 人的内、外环境	熟悉			
	2. 人与环境相互依存	熟悉			
	3. 环境与人的健康有密切关系	熟悉			
	（三）健康				
	1. 健康是个体生理、心理、社会等方面的完好状态	掌握			
	2. 健康和疾病是动态、连续的过程	掌握			
	3. 健康受多方面因素的影响	熟悉			
	（四）护理				
	1. 概述	掌握			
	2. 护理是科学、艺术与爱心的结合	熟悉			
	3. 护理是助人的活动	熟悉			
	4. 护理是一个过程	掌握			
五、护理的支持性理论	（一）一般系统理论		理论讲授	6	
	1. 系统的概念	熟悉	多媒体演示		
	2. 系统的分类	了解	案例分析讨论		
	3. 系统的基本属性	了解	角色扮演		
	4. 一般系统论在护理中的应用	熟悉	查阅资料		
	（二）需要层次理论		自学		
	1. 需要的概述	了解			
	2. 需要层次理论	掌握			
	3. 需要层次论在护理中的应用	掌握			
	（三）应激与适应理论				
	1. 概述	熟悉			
	2. 有关应激与适应的学说	了解			
	3. 应激与适应理论在护理中的应用	熟悉			
	（四）沟通理论				
	1. 沟通概述	掌握			

续表

单　元	教 学 内 容	教学要求	教学活动参考	参考学时	
				理论	实践
	2. 护患沟通与沟通技巧	掌握			
	3. 影响沟通的因素	熟悉			
	4. 治疗性沟通	掌握			
六、护理理论与模式	（一）奥瑞姆的自护理论		理论讲授	6	
	1. 奥瑞姆自护理论的基本内容	熟悉	多媒体演示		
	2. 奥瑞姆自护理论中的四个基本概念	了解	案例分析讨论		
	3. 奥瑞姆自护理论在护理中的应用	了解	角色扮演		
	（二）罗伊的适应模式		查阅资料		
	1. 罗伊适应模式的基本内容	熟悉	自学		
	2. 罗伊适应模式中的四个基本概念	了解			
	3. 罗伊适应模式在护理中的应用	了解			
	（三）纽曼的健康系统模式				
	1. 纽曼健康系统模式的基本内容	了解			
	2. 纽曼健康系统模式中的四个基本概念	了解			
	3. 纽曼健康系统模式在护理中的应用	了解			
七、评判性思维与临床护理决策	（一）评判性思维		理论讲授	4	
	1. 评判性思维的概念	熟悉	多媒体演示		
	2. 评判性思维的构成	了解	案例分析讨论		
	3. 评判性思维的层次	了解	角色扮演		
	4. 评判性思维的标准	了解	查阅资料		
	5. 评判性思维在护理中的应用	熟悉	自学		
	（二）临床护理决策				
	1. 临床护理决策的定义	熟悉			
	2. 临床护理决策的类型	了解			
	3. 临床护理决策的步骤	了解			
	4. 临床护理决策的影响因素	了解			
八、护理程序	（一）概述		理论讲授	8	
	1. 护理程序的概念	掌握	多媒体演示		
	2. 护理程序的发展简史	了解	案例分析讨论		
	3. 护理程序的特性	了解	角色扮演		
	4. 护理程序的理论基础	熟悉	查阅资料		
	（二）护理评估		自学		
	1. 收集资料	掌握			
	2. 整理分析资料	掌握			
	3. 记录资料	掌握			
	（三）护理诊断				
	1. 护理诊断的概念	掌握			
	2. 护理诊断的分类	掌握			
	3. 护理诊断的组成	掌握			
	4. 护理诊断的陈述	掌握			
	5. 合作性问题——潜在并发症	熟悉			
	6. 护理诊断与医疗诊断的区别	熟悉			

续表

单　　元	教学内容	教学要求	教学活动参考	参考学时	
				理论	实践
	（四）护理计划				
	1. 排列护理诊断的顺序	掌握			
	2. 确定预期目标	掌握			
	3. 制订护理措施	掌握			
	4. 书写护理计划	掌握			
	（五）护理实施				
	1. 实施方法	熟悉			
	2. 实施步骤	熟悉			
	（六）护理评价				
	1. 评价方式	熟悉			
	2. 评价内容	掌握			
	3. 评价时间	掌握			
	4. 评价步骤	掌握			
	（七）护理病历				
	1. 入院护理评估单	熟悉			
	2. 护理计划单	熟悉			
	3. 住院护理评估单	熟悉			
	4. 护理记录单	熟悉			
	5. 健康教育计划单	熟悉			
	6. 出院护理评估单	熟悉			
	实践 2：病例分析	学会	技能实践		2
九、护理安全与职业防护	（一）护理安全控制		理论讲授	4	
	1. 概述	了解	多媒体演示		
	2. 护理安全的影响因素	了解	案例分析讨论		
	3. 护理安全的控制	掌握	查阅资料		
	（二）护理职业防护		自学		
	1. 概述	了解			
	2. 职业损伤的危险因素	熟悉			
	3. 常见护理职业损伤的防护	掌握			
	实践 3：案例分析	学会	技能实践		2

五、大纲说明

（一）应用范围及学时

本教学大纲主要供五年一贯制护理专业教学使用。总学时为 54 学时，其中理论教学 44 学时，实践教学 6 学时，机动 4 学时。

（二）教学要求

1. 理论授课的教学要求　分为了解、熟悉、掌握三个层次。

了解：指学生对所学的知识知道、理解。

熟悉：指学生能够记忆、理解并能正确解释所学的知识。

掌握：指学生在熟悉的基础上能将知识应用于实践，即能综合分析和解决临床护理工作的实际问题。

2. 实践的教学要求　分为学会、熟练掌握两个层次。

学会：指学生能基本完成操作过程，会应用所学知识与技能。

熟练掌握：指学生能独立、正确、规范地完成操作过程，能熟练应用所学知识与技能。

（三）教学建议

1. 课堂理论教学应注意理论联系实际，由浅入深、循序渐进。可通过理论讲授、多媒体演示、案例分析讨论、情景教学、角色扮演、查阅资料及自学等多种教学方法和手段，激发学生的学习兴趣，鼓励学生创新思维，加深学生对教学内容的理解和掌握。

2. 实践教学应充分调动学生学习的主动性、积极性，训练学生的行为规范、人际沟通能力以及护理职业损伤的防护意识，引导学生综合运用所学知识分析和解决临床常见护理问题。

3. 学生的知识能力水平，应通过平时测验提问、案例分析、角色扮演、技能实践及考试等多种形式综合考评，并注重与护士执业考试接轨，培养学生具备良好的职业素质和基本的职业能力。

中英文名词对照索引

参 考 文 献

1. 吴袁剑云．护理诊断、结局与措施[M]．北京：北京大学医学出版社，2010.
2. 李小妹．护理学导论[M]．北京：人民卫生出版社，2010.
3. 陈明瑶，袁丽容．护理导论[M]．北京：科学出版社，2010.
4. 吴蓉，赵国琴．护理学导论[M]．西安：第四军医大学出版社，2010.
5. 徐筱萍．临床护士职业防护[M]．上海：上海科学技术出版社，2010.
6. 郝少君，刘德熙，王灵．现代医院感染管理与控制[M]．北京：人民军医出版社，2010.
7. 李晓惠．医院护理风险管理理论与实践[M]．北京：科学出版社，2010.
8. 耿洁．护理礼仪[M]．北京：人民卫生出版社，2009.
9. 左月然．护理安全[M]．北京：人民卫生出版社，2009.
10. 张瑞敏，杨春玲．护理风险管理与患者安全[M]．北京：军事医学科学出版社，2009.
11. 王瑞敏．护理学基础[M]．重庆：重庆大学出版社，2008.
12. 李晓松．护理学基础[M]．北京：人民卫生出版社，2008.
13. 刘鑫，张宝珠．护理执业风险防范指南[M]．北京：人民军医出版社，2008.
14. 冯先琼．护理学导论[M]．北京：人民卫生出版社，2006.
15. 冷晓红．人际沟通[M]．北京：人民卫生出版社，2006.
16. 姜安丽．新编护理学基础[M]．北京：人民卫生出版社，2006.
17. 赵秋利．社区护理学[M]．北京：人民卫生出版社，2006.
18. 史先辉．护理学导论[M]．北京：人民卫生出版社，2006.
19. 潘爱兰．护理不安全因素分析与防范对策[J]．家庭护士，2006，4(8)：45-46.
20. 殷磊．护理学基础[M]．北京：人民卫生出版社，2005.
21. 宋清莲，高改玲．护理不安全因素的管理对策[J]．护理研究，2005，19(3)：550-551.
22. 崔焱．护理学基础[M]．北京：人民卫生出版社，2002.
23. 任秋芸，卫淑英，任海芸．护理安全管理与防范对策[J]．护理研究，2002，16(4)：232-233.
24. 陈维英．基础护理学[M]．南京：江苏科学技术出版社，1997.